発達障害という才能

岩波 明

JN073192

SB新書
560

はじめに

世界には、想像のつかない規格外の人物が存在している。

たとえば台湾には、天才オードリー・タンがいる。IT界の達人であったオードリーはデジタル担当大臣に就任、その技術を駆使してコロナによる危機を最小限に抑えた。

南アフリカ生まれのイーロン・マスクは、着の身着のまま北米にわたり、今やテスラ社とスペースX社のCEOとして世界でトップクラスの資産家にまで昇りつめた。

国内を見渡しても、楽天の創業者である三木谷浩史氏や、ニトリの会長である似鳥昭雄氏など、飛び抜けた成功を収めた「異能」の人たちが存在している。彼らには運も能力も味方をしたのであろうが、それ以外にも共通した特性を持っている。

ブルース・チャトウィンという名前を聞いたことがあるだろうか。

チャトウィンは「伝説の旅人」であり、紀行文学の傑作である『パタゴニア』や『ソングライン』の作者である。さらに美術鑑定家で、ジャーナリストであり、考古学者でもあったが、気まぐれで大ぼら吹きであった。

チャトウィンは、その短い人生を疾走するように生き抜いた。チャトウィンは次々に姿を変えて周囲に衝撃を与えたかと思うと、一点に留まることなく颯爽と先に進んでいった。18歳で老舗のオークション会社であるサザビーズに入社、仕事では優秀で埋もれていたゴーギャンの作品を発見したこともあった。だが、会社での生活にうんざりして数年で退社。エジンバラ大学で考古学を学んで最優秀賞を得ながらもアカデミズムに嫌気がさして中退し、「サンデータイムズ」の記者となる。ここではインタビューの達人で花形記者になったが、やがてフリーとなり、『パタゴニア』で一躍脚光を浴びた。

子供のころからチャトウィンは聡明で「異才」の持ち主だったが、教師からは、「概して不注意で、算数は標準以下」と厳しく評価されている。チャトウィンはこのころから級友に荒唐無稽なほら話をよくしていた。パブリックスクールの時代も、チャトウィンは気まぐれだった。関心のあることには成績も優秀だったが、集中力が続かず、学校では、「思慮が浅く注意散漫、行動が幼稚でときに騒々しい」と批判された。

けれども、チャトウィンは魅力的な人物だった。会う人に好かれて友人の家を転々として原稿を書いて暮らしていた。彼は一方的な話し手で、面白い話題をたくさん用意して、一人でしゃべり続けることが多かったが、事実ではないことも数多く含まれていたらしい。

同時に他人に対して傍若無人な面があり、不誠実な行動を繰り返した。雄弁で人たらしだった彼の虜になった人も多いが、一方で多くの批判も浴びている。本人は放浪と著作の生活を生涯繰り返し、エイズに罹患し早世した。

ともかくチャトウィンはよく動く。数週間、数か月の単位で移動し、友人の家にころがり込み、そこで原稿を書く。人に対してはチャーミングでわがままで、相手はつい翻弄されてしまう。

チャトウィンは、文化人類学者、山口昌男氏が言うところの「トリックスター」にあたる人である。トリックスターの訳語は「道化」であるが、俗なる世界と聖なる彼方をつなぐ「装置」で、この世界の秩序を一瞬にして変化させる存在である。トリックスターの巻き起こす騒動は、沈滞した現実を打ち破り、新しい創造の源となる。新しい世界を切り開くのは、こういったトリックスターの気質を持った「傑出人」たちなのだ。

オードリー・タンも、イーロン・マスクも、同じような特徴を持っている。彼らの多くは、発達障害の特性を兼ね備えている。本書はそういった異能の人たちに関する一冊である。

彼らはどういう人たちなのか。どういう特性を持っているのか。なぜ気まぐれで思い込みが強く、危険が大きい行動を好んでとるのか。

優秀な秀才たちは繁栄を維持することはできるかもしれないが、新しいパラダイムで物事を俯瞰することはできない。世界を変えることができるのは、「異能」の人たちであり、世界は発達障害で成り立っているのである。

発達障害の特性を持っている人こそ、これからの時代に活躍できる人たちである。なぜなら、この特性こそが、時代の変革期に必要とされる能力と一致しているからである。本書では、起業家や芸術家などから代表的な人物を紹介し、彼らの才能がどのように開花して、そのために何が必要だったかを明らかにしていきたい。

さらに本書には、ヤマザキマリ氏との対談も収録した。『テルマエ・ロマエ』などの作品で知られるヤマザキ氏は彼女自身「傑出人」のお一人だが、『スティーブ・ジョブズ』『プリニウス』など、異能な人たちをテーマにした多くの作品を世に出している。

本書によって、現実の世界で生きづらく不適応になりやすい発達障害の特性を持った人たちに、活躍するためのヒントを伝えることができれば幸いである。

この本の執筆にあたり、SBクリエイティブ、渡邉勇樹氏にたいへんお世話になりました。感謝とお礼を申し上げます。また昭和大学リカレントカレッジの参加メンバーと昭和大学理事長小口勝司先生から多くの助言を頂いたことについても、お礼を申し上げます。

発達障害という才能　目次

第3章 企業家と発達障害

「才能を活かすために必要なこととは」
対談 ヤマザキマリ 221

第1章
発達障害こそニューノーマルの時代に活躍できる

コロナ禍を乗り切った台湾

ここでは、現在に至るまで新型コロナウイルス感染症の流行を見事に防いでいる台湾のことから、話を始めたい。

２０１９年に中国で発生した新型コロナウイルス感染症（ＣＯＶＩＤ-19）は、いまだに世界中で大流行している。ヨーロッパのいくつかの国ではロックダウンが行われ、日本においても感染者が激増して２０２１年の年明けからは２度目の緊急事態宣言が発令されたが、その後も宣言の解除と発令を繰り返している。

一方、台湾では、新型コロナウイルスの封じ込めに見事に成功している。２０２１年２月の時点で、感染者は累計で１０００人に満たず、死亡者数も一桁台である。５月から７月にかけて台湾でも一時的な流行がみられたが、それでも一日の感染者の最大数は７００人あまりで、最近は10人程度に激減している。このように感染者数と死亡者数を少なく抑えられたのは、蔡英文総統を中心とした台湾政府の積極的な対策によるところが大きい。

一方、日本においては、新型コロナウイルス感染症が拡大をみせてきた２０２０年１月下旬ごろからマスクが買い占められて、一般の商店からマスクが消えてしまい、ネットで高額で売買されるようになった。しかし政府は、迅速に有効な政策をとることはなかった。

同時期に台湾政府は、２０２０年1月24日からマスクの輸出禁止、感染予防グッズの買い占めと高値転売を取り締まり、さらにマスクの国内生産化を大胆に推し進めた。

同年２月６日からは台湾の全国民が保有する「ＩＣチップ入り全民健康保険カード」を利用したマスクの実名販売制度を開始させた。これによって、国民全員に公平にマスクが行き渡るようになった。

さらに全国約６５００店舗の「健保特約薬局」と呼ばれる政府から承認を受けた薬局のマスクの在庫がわかる「マスクマップアプリ」が国民に無料で提供されて、国民が安心してマスクを買える環境が整えられた。

また台湾政府はマスク生産ラインを政府主導で増強し、経済部技術系シンクタンク、全国の工作機械組合、精密機械メーカー、マスク生産工場、原料紡績所などの企業団体組合らが協力して、新たなマスクの生産ラインを1か月あまりで完成させたのである。

1台約１０００万円のマスク製造装置は、最終的に92台製造され、マスクの生産能力は従来の10倍近い一日あたり１８００万枚以上に到達し、台湾のマスク問題は短期間で解決した。これらは政府に対する絶対的な信頼があったからこそ、達成されたのであった。

その一方日本では、２０２０年の4月に1回目の緊急事態宣言が発せられてからもまったくマスク不足が解消されないまま、薬局ではマスクを求めて早朝から長蛇の列ができた。ようやく4月中旬からは、1世帯あたり2枚の「アベノマスク」が２６０億円あまりの巨費をかけて郵送で配布された。

けれども多額の経費をかけたにもかかわらず、アベノマスクは不良品が多発するとともに、きちんと配送されなかったケースも多く、政府への不信感が増すこととなったことは記憶に新しい。

天才オードリー・タン

台湾でのコロナ対策が成功したのは、台湾の総統が民間の有能な人材を登用したことと関連が大きい。その人材とは、台湾の天才、唐鳳（オードリー・タン）である。

オードリーは台湾政府のＩＴ担当大臣に就任し、政府が市場のマスクをすべて買い上げて管理するコンピューターシステムを確立した。オードリーは、元来はプログラマーであり、会社経営者であった人物である。

16歳でインターネット企業の立ち上げに参加し、その後はアップルの顧問に就任するなどＩＴ業界の著名人であった。さらにオードリーは２０１９年にアメリカの雑誌「フォーリンポリシー」において、世界の頭脳１００人に選出されている。

オードリーの活躍の背景には、蔡英文総統の強力な指導力が存在していた。総統は日本の厚生労働省に相当する「衛生福利部」の疾病管制署を中心にした中央感染症指揮センターに強大な権限を与えた。そして「伝染病防治法」に基づいて学校を休校させたり、大規模な集会やイベントを制限させたり、交通機関を管理させるなど、国民生活の細部に至るまで徹底的な管理を行ったのであるが、台湾の国民は大きな反発もなく受け入れている。

オードリーが中心となって作成したマスクの計画的な生産と分配のシステムは、伝染病防治法に基づいて国民生活を管理するものであったが、その結果、台湾ではマスク不足になることはまったくなかった。

ＩＴ担当大臣となった「38歳の天才」オードリー・タンは、新たなアプリを作成し、マスク買い占めの防止策を徹底し、健康保険証の番号でマスクを買える日を指定し、購入履歴を管理した。さらにマスクマップのアプリを作り、マスクが買える店の位置や、その店の在庫状況や販売時間も一目瞭然にしたのである。

優秀なプログラマーでＩＴ業界の寵児であったオードリーはＩＱが１８０とも言われて

いるが、発達障害（おそらくASD：自閉症スペクトラム障害）の傾向が顕著にみられる。

その学歴は中学校中退で、通常の学校には適応できず、9年間で3つの幼稚園と6つの小学校を転々としている。同級生からはいじめにあい、学校のルールに従うことも難しかった。

オードリーは幼稚園にもなじめなかったが、小学校にはいるとさらに適応することが難しかった。何よりも彼のレベルが、教師のそれをすでに上回っていたのであった。オードリーが授業でみせる反応に、小学校の先生は対処しきれなかったのである。

先生が「1＋1＝2」と教えると、彼は「そうとは限りません。二進法だったら、「1＋1＝2になりません」などと言う。これは家でも同様で、家族もオードリーの質問にすぐに答えられなくなった。

その後のオードリーには暗黒の日々が続いた。優等生クラスに配属されたが、勉強ができるということで他の生徒からはいじめにあい、教師も理解がなく体罰で応じることもあった。

オードリーは毎日悪夢をみてうなされ、学校は休みがちになり、家に閉じこもり、一人で泣いたり本を読んだりして過ごした。そしてとうとうまったく登校ができなくなった。

家庭もやすらぎの得られる場所でなくなり、特に父とは言い争いを繰り返した。

しかし、**母が紹介を受けた台湾大学の数学者朱教授との出会いが、オードリーの人生を劇的に変えた。**朱教授は毎週２回オードリーを自分の研究室に招き、思いつくままにおしゃべりをし、SF作家で科学者でもあるアイザック・アシモフの本を紹介した。さらに朱教授の紹介で哲学研究所に通ったことが、彼を飛躍的に成長させた。

オードリーは男性として生まれたが、性別違和を感じ、20代で性転換の手術を受けている。オードリーはマイルールをいろいろ持っていて、25分間仕事するごとに5分間の休憩をとらないといけないし、**毎日必ずメールボックスのメールを捨てて、「To Do リスト」にやるべきことを残さない。また毎週決まった時間に、フランスの精神科医と45分間の対話を行っているなど、ASD的な「こだわり」の特徴が濃厚である。**

過去の歴史を振り返ると、発達障害の特性を持つ人々が科学や芸術に新しい光を吹き込み、社会を大きく変革してきた。「ネットの神童」で「無私の公僕」と呼ばれるオードリー・タンも、そういった天才の一人なのである。

不寛容な日本社会

ひるがえって、日本社会の状況はどうだろうか。

オードリーのように飛び抜けて有能であること、あるいは他の人にはない才能を持っていること、そういった優秀さは、同調性を重んじる日本社会で成功するためには逆にマイナスに働く懸念が大きい。

有能な人物もどこかこのような社会の空気に合わせて活動をすることを暗に求められているし、自らの考えに従って自由に振る舞い過ぎると、秩序を乱したという理由で排除の対象となりやすい。

秀でた能力のある人間は組織において重要であるし、他の人には思いつかない新規の事業を立ち上げることもあるかもしれない。しかし、彼らが人生の最終的な成功者となるとは限らない。むしろ周囲にいるほどほどの秀才たちからうとんじられ、葬り去られることも珍しくないのである。

こういった傾向は男性においてもみられるが、日本社会では特に女性に対して著しい。日本の女性は、どんなに優秀な人であっても、定型的で日本的な「生き方」を、社会からも家族からも、さらにパートナーからも、時にはやんわりと、場合によっては強くダイレクトに求められているからである。

さまざまな社会の制度的な設計は変更されつつあるにもかかわらず、このような傾向は、基本的な社会の「空気」として根強く残っている。これは、一般の企業社会だけでなく、医師などの専門職においても事態は同様である。

どんなに職業的に優秀な人物であっても、女性に対して夫は「妻」としての役割を求めてくるし、夫の家族は「嫁」として扱ってくる。このような日本社会の在り方は、以下に示すようなフィクションの中で鮮明に述べられている。

「嫌われ松子」の生きづらさ

日本社会が女性に求めているものは、21世紀のこの時代においても、戦前や昭和の時代とさほど変わっていない（実は男性に対しても同様である）。けれども、日本的な「定型」にすがって生きていけば幸福になれるかというと、必ずしもそうすんなりといくわけではない。

山田宗樹氏の『嫌われ松子の一生』という小説は、映画化・ドラマ化もされている人気作である。この物語は、才媛であったヒロイン松子の漂泊と死のストーリーである。

国立大卒の美人教師の松子は、些細な失敗から職場を追われて転落の人生が始まった。巡り会った男性に繰り返し裏切られた彼女は身を落とし、ついに罪人として刑務所で服役をしなければならなくなった。出所後の晩年も松子は幸福とはほど遠く、河原で暮らすホームレスのまま見知らぬ少年たちに殺害されてしまう。

恵まれた環境にあった彼女が過酷な運命に翻弄されたのは、単に不運というだけではなく、周囲の思惑に従順すぎ、自ら人生を切り開こうとしなかったことが原因であった。

この松子と対照的なヒロインが、アメリカの作家スー・グラフトンによる『アリバイのA』などの主人公、女探偵キンジー・ミルホーンだ。孤児だったキンジーは住所を持たず、トレーラーハウスの中で育った。唯一の身寄りの叔母も十代で亡くなった。

しかしキンジーはくじけない、いつでも前向きである。貯金はわずか、頼れる男性もよそ行きのスーツもないけれど、キンジーは捨て鉢になることもなく好物のチーズバーガーを頬張り、中古の車でカリフォルニアの町を疾駆する。

松子にはなくキンジーが持っているもの、それは自分の人生を自ら決めようとする意志である。ポケットに小銭しかなく依頼人から裏切られても、健康で体調もよく家路までのガソリンがあればキンジーは幸福を感じる。周囲からの視線を気にすることもない。

それに対して能力があるにもかかわらず、松子は型にはまった生き方からはずれると、どうしていいのかわからず途方に暮れてしまい道を誤る。けれども、はみ出しものを嫌う日本では、キンジーのような生き方は受け入れられないだろう。おそらくこのような日本の重い「空気」が、数多い「嫌われ松子」を今でも生み出しているように思えるが、こうした社会の在り方はぜひ変えていかなければならない点である。

「トリックスター」と発達障害の共通点

発達障害と関連の大きい概念として、「トリックスター」の存在がある。**トリックスターとは元来は「道化」を意味しているが、その特性は発達障害、特にADHDと共通したものが多い。**さらにこれは、社会の大きな変革という視点からも重要な概念である。

発達障害の特性を持つ人物がその思いのままに衝動的に行動することは、しばしば「荒波」を立て周囲の人たちにパニック状態をもたらすことにもなりかねないが、同時にそれは閉塞した状況を突き破る原動力となる。

ドラマの中だけではなく、リアルな世界においても、発達障害は「障害」や「疾患」という枠組みを超えた重要なポジションを担うことになりやすい。彼らはしばしば「トリックスター」的な役割を演じるからである。

現在のような社会全体が新しい動きを求めているとき、従来からある「壁」を打ち破ることができるのは、あるいはまったく別の視点から物事をとらえることができるのは、当たり前の秀才ではない。平時であればおそらく変人として社会の隅に追いやられていた人こそが、時代のシッポをつかむことが可能となるのである。

トリックスターとは、元々文化人類学の用語で、この分野の第一人者である山口昌男氏がキーワードとして用いていた。トリックスターは「道化」であるが、俗なる世界と聖なる彼方をつなぐもの、あるいはこの世界の秩序を一瞬にして変化させる心理的な「装置」も意味している。

トリックスターは、世界の支配者である「王」の前で道化を演じるが、罰せられることはない。さらに道化の言動は多くの人々の先駆けとなり、秩序の逆転を起こすきっかけとなる。現実の世界で沈滞した状況を打ち壊すのは、発達障害の気質をそなえたトリックスターたちなのである。

古いドイツの民話には、ティル・オイレンシュピーゲルという14世紀の北ドイツに実在したというトリックスターについての言い伝えが残っている。またシェイクスピアの代表的な喜劇である「夏の夜の夢」に登場する妖精や、「西遊記」の孫悟空も典型的なトリックスターである。実在の人物で言えば、庶民派宰相、今太閤として人気の高かった田中角栄元首相は、トリックスターの気質が認められるように思われる。

彼らは思いのままに動き回り、その行動は大きな成功を収めることもあるが、その一方で周囲とぶつかり窮地に追い込まれる。さらに栄光と転落を繰り返し、一瞬のうちに滅びてしまうこともある。けれども彼らの一瞬の輝きが、この世界に光をもたらすことになるのである。

創造者に必要な過度の集中と熱中

これまでの日常が大きく変化しつつあるこの時期、あらゆる分野において新しい価値や新しい産業を「創造」することが求められている。

創造に必要なものとして、第一にあげられるのが、「独創性」である。ただし独創性には、一定の現実的な「有用性」も必要であり、いくら独創的な仕事や作品であったとしても、それが有用性があり一般の人の心にインパクトを与えたりするものでないならば、十分な価値があるとは言えない。

創造のプロセスは神秘的なものであり言語化することは難しい面が多いとされているが、まず何よりも創造者には、過度の集中と熱中が必要で、その場合には毎日の「日常」から離れた状態にいることが必要である。

このとき、彼らは自分に生じた考えや感情の断片を、流れるままに発展させる。自分の中で、断片化し形の整っていない思いを生み出し続ける中で新しい何かが生じてそれが形となってくる。

このような状態は、当然のことながら、平凡な日常からは生まれない。創造を行うには、自分を追い詰める努力が必要であり、さらに過剰なまでの集中が求められる。発達障害の当事者においては、生来こういった状態になりやすい傾向を持っている。実際卓越した科学者や表現者においては発達障害の特性を持っている人が数多いのである。

そもそも発達障害とは？

ここ数年、発達障害、特に成人期の発達障害について、一般の人においても、医療関係者の中でも関心が集まっている。かつて児童や思春期の疾患と考えられていた発達障害は、実は成人になっても症状が持続することが明らかになり、教育や行政、あるいは職場における対応が求められてきているのである。

発達障害とは、生まれながらに脳機能に偏りがみられる疾患の総称である。ここで「発達障害」という名称の疾患があるわけではないことに、注意をしてほしい。発達障害に含まれる個別の疾患は、それぞれさまざまな特性を示している。**発達障害の当事者においては、通常の社会生活を送っている人が大部分で、疾患というよりも「特性」というのが適当な場合も多いと考えられる。**

発達障害については、多くの人が誤解をしている側面が少なくない。前述したように、発達障害は多くの疾患の総称で、発達障害という疾患は存在していないことを知っておくことが何よりも重要である。

発達障害の代表的なものとして、**不注意と多動が特徴的なADHD（注意欠如多動性障害）や、対人関係の障害とこだわりの強さがみられるASD（アスペルガー症候群などの自閉症スペクトラム障害）があげられるが、それ以外にもさまざまな疾患も含んでいる。**

たとえば、「吃音症」や「かんもく症」「トゥレット症候群」などのチック症状を主とする疾患も発達障害の一種である。広い意味では、知的障害（精神遅滞）も発達障害に含めることがある。

マスコミなどの記事、番組においては、すべての疾患をまとめて発達障害と表現することが多いが、実際は個別の疾患それぞれに特徴があることを知る必要がある。

またもう一つの誤解として、「大人の発達障害」「成人期の発達障害」という言い方から、発達障害が大人になってから発症すると認識している方もいるようである。

実際のところ、発達障害は生まれつきのものであり、思春期や大人になって発症することはない。また発達障害の症状は進行するものでなく、長年にわたって、同じ症状、特性が続くことが普通である。この点は通常の「病気」とはかなり異なっている。

前述したように、これまで発達障害に対する診療は、小児あるいは思春期が中心だったが、最近になり成人の発達障害が注目されるようになった。

成人の発達障害においては、成人になって初めて病院を受診したケースがほとんどを占めている。つまりこういった患者さんたちは、症状的には軽症であることに加えて、知的な面は正常かそれ以上のケースが多いため、就職するまで発達障害に気がつかなかったのである。

いずれにしろ、最近の10年あまり、大人の当事者の専門外来への受診も急増しているが、それはどうしてだろうか。

その理由の一つとして、学生時代には目立たなかった症状が、就職による強いストレスやプレッシャーが原因となって、初めて顕在化するケースが少なくないことが考えられる。発達障害は大人になったからといって、症状がなくなるというわけではない。改善しているようにみえる例では、本人が自分の特性を理解し、うまく対応しているのである。けれども就職して、仕事の量が多い、上司のプレッシャーが強いなどの条件が重なってしまうと、本来の症状が顕在化して、生活に支障が出てしまうことになりかねない。

これまでの医療においては、軽症の発達障害がほとんど扱われてこなかったという歴史がある。以前より児童精神科や小児科において、発達障害の診療を行っていたが、その対象は自閉症が中心で、症状が重症のケースが多く、大半は知的障害を伴っていた。

ところが現在発達障害により外来を受診している方の大部分は軽症で、知的障害はみられない。つまりかつて児童精神科などで診療を受けていた患者さんと現在受診をしている人たちは、発達障害といっても、それぞれ別の患者層なのである。

さらに一般に誤解されている点として、「発達障害といえばアスペルガー症候群」という「過剰診断」の傾向があげられる。**アスペルガー症候群とは現在はＡＳＤに含まれる疾**

患で、対人関係、コミュニケーションの障害と特定の事物への過度のこだわりを主な症状としているものの、知的障害や言葉の発達の遅れはみられないものである。

アスペルガー症候群についての詳細は別に述べるが、2000年代になって、この病名は広く一般に浸透することとなった。その結果、「空気の読めない、場の雰囲気のわからない人」「対人関係が苦手な変わった人」は、子供でも成人でも、すべてアスペルガー症候群ではないかとみなされるようになった。この点は明らかに誤りで、対人関係の障害は他の精神疾患においても、一般の人においても広くみられるものである。

ASD

発達障害の中でもっともよく耳にする病名が、「アスペルガー症候群」である。アスペルガーというのは人名で、この疾患を最初に見出した、オーストリアの小児科医であるハンス・アスペルガーに由来している（ただし、アスペルガー症候群と命名したのは、後の研究者である）。

数年前まで、アスペルガー症候群は、「広汎性発達障害」というカテゴリーに含まれる疾患として定義されていた。

発達障害の種類（DSM-Vによる）

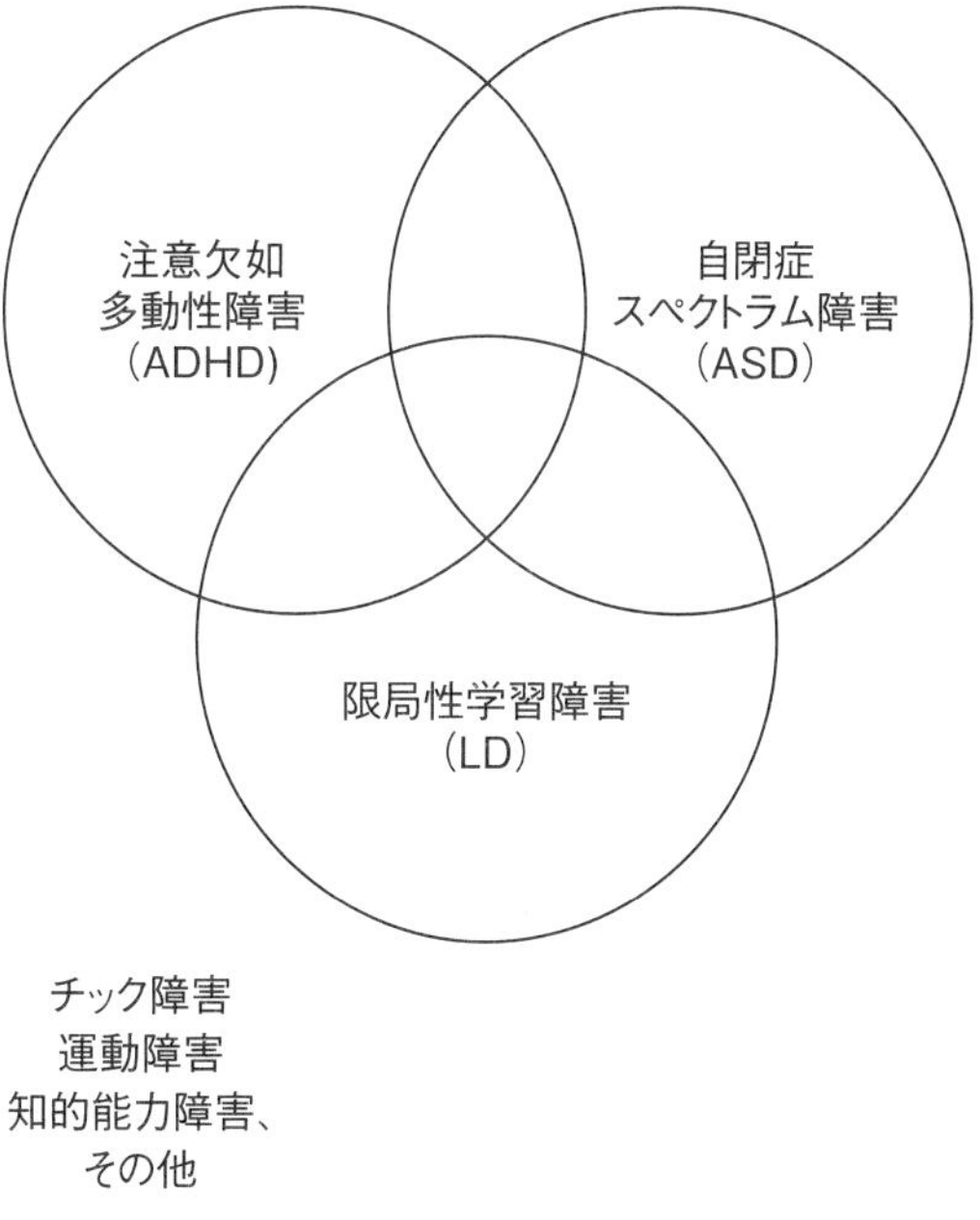

広汎性発達障害は、「対人関係、コミュニケーションの障害」と「特定の事物への過度のこだわり」の2つを主な症状とするものである。このカテゴリーの中に、自閉症やアスペルガー症候群が含まれていた。

実は最近の診断基準において、**広汎性発達障害という用語は用いられなくなっている。これに代わって、「自閉症スペクトラム障害（ASD）」という病名が使用されている**が、ASDは、広汎性発達障害とほぼ同じ内容を意味している。

アスペルガー症候群は、古くから報告されている古典的な自閉症（「カナー型の自閉症」）と似た特性を持っているにもかかわらず、知的な障害も言葉の遅れもみられないもので、ASDの中においてもっとも軽症のタイプである。

このため、アスペルガー症候群の人たちには、一見したところ特別な問題は見受けられない。基本的な日常生活はほぼ不自由なく送れている人が大部分であり、就労している人も多い。

ところがそれにもかかわらず、彼らは、「空気が読めない」「他人の気持ちがわからない」「言葉のニュアンスや暗黙の了解が理解できない」などといった対人関係、コミュニケーションの性質によって、社会生活に支障をきたしやすいことが知られている。

外来に通院中のあるASDの男性は、小学校のころ、学校の教師に次のように指摘された。

「仲間と一緒に活動することができません。みんなとの話し合いの場所にいても、一人でいるだけで、共感するとか理解を深めるといったことができないのです」

かつてアスペルガー症候群などのASDは、小児の疾患と考えられていた。ところが、思春期や成人になっても、小児期と同様の症状が持続してみられることが知られるようになり、1990年代ごろからは、成人期の症例が注目されるようになった。

2000年代のはじめごろから、一般の人にアスペルガー症候群という病名がよく知られてきた。それに伴い、テレビ番組やジャーナリズムにおいても、取り上げられることが多くなった。

ただしそのような中において、繰り返しになるが、必ずしもASDに関する正しい情報が伝わっていないこともみられている。

人付き合いが苦手で場にそぐわない発言をしがちな人や、周囲の雰囲気を察することが苦手な「ちょっと変わった」人などが、そのことだけでアスペルガー症候群とみなされることがよく起きている。

もちろんこういった人たちがアスペルガー症候群と診断されることもあるが、過剰診断であることも多い。というのは、対人関係の障害は、アスペルガー症候群以外の疾患においても、あるいは健常者においても、しばしばみられる症状だからである。

正常以上の知能を持ち、問題行動のみられないアスペルガー症候群の人たちは、学校時代までは気がつかれないことも珍しくない。友達は少ないけれども、穏やかでおとなしい人物と思われていることもよくある。

けれども、学校を卒業して就職し、実社会で生活するようになると、状況は大きく変化してしまう。

特殊な業務を除けば、どのような仕事においても、同僚、上司、会社の取引先の人たちを相手として、さまざまな報告や相談が必要となる。

そこでは「阿吽の呼吸」を求められることもあれば、「言わずもがな」のことを察してほしいと言われることも珍しくない。どうしてこんなこともわからないのだと、叱責されることもひんぱんに起きている。

こうした対人場面はアスペルガー症候群の人にとっては難しい局面であり、状況の意味がわからず大きな失敗をしてしまいやすく、繰り返して叱責されてしまった結果、不適応を生じかねない。

ＡＤＨＤ

ＡＤＨＤはもっとも頻度の高い発達障害である。それにもかかわらず、一般の認知度はあまり高くない。

発達障害の専門外来においては、「自分はアスペルガーではないでしょうか」と受診にやってきた人、あるいは他の病院でアスペルガーと診断された人が、実はＡＤＨＤなど他の精神疾患であることがよくみられる。

アスペルガー症候群においては、対人関係の問題は重要な症状であるが、対人関係の問題は、その人一人が原因になるものではなく、周囲の人との関係性から生じるものである。つまり周囲の対応が重要な要因となるので、この症状だけで診断はつけられない。

さらにアスペルガー症候群は、特定の対象に対して強い興味を示したり、反復的で機械的な動作をしたりといった「同一性へのこだわり」が症状として特徴的である。従って、このこだわりの症状がみられないものを、アスペルガー症候群とは診断しない。

たとえば子供の場合であれば、電車などの乗り物に過度の興味を示し、駅などで何時間も電車を見続けていてそこからなかなか離れようとしないことなどがみられる。

一方で、ＡＤＨＤはまれな疾患ではなく、それどころか、実は相当出現頻度の高いものである。子供においては、人口の４～８％、大人では、３～５％がＡＤＨＤであるという報告もみられている。

ところが、このようにひんぱんにみられるものであるにもかかわらず、ＡＤＨＤはこれまでしっかりと扱われてこなかった歴史を持っている。

ＡＤＨＤというと、多くの人が思い浮かべるのは、おそらく「多動児」であろう。「いつも落ち着かずにじっとしていられない」、あるいは「授業中に座っていることができないで立ち歩いてしまう」、そういったイメージを持っている人が多いようだ。

もちろん、「多動」はＡＤＨＤの重要な症状の一つである。上記のようなお子さんが実際に存在することも確かだ。しかしこのようなケースは、ＡＤＨＤのごく一部に過ぎず、多動がはっきりしないケースも多い。

実はＡＤＨＤにおいては、思っているほど、多動の頻度は高くない。「じっと座っていられずに立ち歩いてしまう」多動児は目立つ存在であるが、そこまで多動の症状が重い例は実はまれである。

子供のADHDにおいて「多動」がみられる場合でも、じっと座っているのが苦手で体をゆすったり、貧乏ゆすりをしてしまったりとか、いつも椅子をがたがたさせてしまうという程度であることが大部分である。

実は多動よりも、「衝動性」のほうが、学校生活では問題が大きいかもしれない。ADHDの衝動性は、どのような場面で現れるのかというと、例をあげれば、思いつきでいろいろなことについ手を出してしまうとか、一度始めるととことんやらないと気がすまないといった特徴がみられる。

またひんぱんではないが、衝動性が行きすぎて、ゲームがやめられなくなったり、友達との口げんかから、つい手を出してしまったりといったケースも存在している。実際、女性のADHDにおいても、子供のころには男子としょっちゅうけんかばかりしていましたという人に出会うこともある。

多動と衝動性の症状は、目に見える行動パターンとして現れることが多い。一方で、「不注意」の症状はなかなか周囲にははっきりわからない。通常、ADHDの不注意さは、「忘れ物が多い、ものをよくなくす、片づけができない、授業に集中ができない」といった症状として現れる。

けれどもこれらの特徴は、ＡＤＨＤによるものと認識されることはなく、周囲からは、単に「だらしない」「不真面目である」と叱られるだけで終わることも多い。

可哀そうなのは、ＡＤＨＤの子供たちである。彼らは、だらしなくて忘れ物が多かったり、片づけができなかったりするのではない。**生まれたときからの特徴によって、注意深い行動をうまくとれない**のであるが、周囲はこれをわかってくれない。

この不注意が中心のＡＤＨＤは、これまでなかなか疾患として認知されることがなかった。教育関係者からも、医療者からも、見逃されてきた歴史があるのだ。

また一方で、ＡＤＨＤの当事者本人について言えば、不注意症状があったとしても、自分の工夫で乗り越えている例も少なくない。自分の不得意な点を把握していれば、対応策も考えられるのである。

けれども彼らが成長し、高校、大学と進んだり、あるいは就職したりすると、子供時代には何でもなかったこと、あるいは何とかなっていたことが、大きな問題となることが珍しくない。

それでも学生時代までは、乗り切れることが多いかもしれない。ただし、ＡＤＨＤの人は昼夜のリズムが乱れたり、睡眠障害になったりしやすいので、注意が必要である。このため、不登校になりやすい。

学校時代と異なり、就職すると、状況は一変する。これまで「適当に」こなしていたことが、しっかりと結果を出すことを要求される。遅刻や欠席は当然ながら許されない。

さらに、業務の一つ一つについて、きちんと整理して報告することが求められるが、これはＡＤＨＤの人には苦手な作業である。

また、多くのＡＤＨＤの人は、他の人の話を聞くことが不得手である。口頭での指示については、聞いているようでも、なかなか頭の中にインプットされないことが珍しくない。そのため、会社で指示の聞き漏らしが続くと、とたんに上司からの叱責の対象となってしまいかねないのである。

また彼らは、総じて自分の意見をしっかり言う傾向がみられる。衝動性の特徴もあり、一方的に自己主張してしまうことも珍しくないし、上司であろうと、相手の話にかぶせて自分の意見を言ってしまいがちである。こうした態度は、多くの企業で問題とされやすい。

このようにＡＤＨＤを持つ人は生活上にさまざまな問題をおこしやすいが、一方で発想が豊かで企画力があり、閉塞した状況を突破するエネルギーを持っていることも珍しくない。最近受診したあるＡＤＨＤの会社員は、学生時代のアルバイトで食品の新しい企画が次々に採用され、全国のスーパーに商品が並んだことがあったという。いずれにしても、自分の特性を自覚し、対応策を考えることによって、会社などにおける適応をよくする工夫が重要である。

疾患か特性か

はたして、発達障害は、「病気（疾患）」なのだろうか。それとも「特性（個性）」なのか。この疑問については、さまざまな意見がある。

発達障害に関しては、確かに「障害」という言葉がついているし、精神科の診断基準には、発達障害に属する多くの疾患が記載されている。また、精神科の教科書にも詳しく述べられている。

そういった意味からすれば、医学の分野においては、発達障害は「疾患」として扱われていることは確かだ。

ただこれまで述べてきたように、ＡＳＤにおいてもＡＤＨＤにおいても、多くの当事者の人は、病院に継続して行っているわけでもなければ、そもそも病院に行ったことがないという人も珍しくない。このような当事者の人たちについては、どのように考えればよいのか。

彼らは、症状が軽症である場合もあるが、一方で、自らの特性や問題点をしっかりと自覚し、それに対する対応策を考えることで社会生活を乗り切っているケースも少なくない。

以前に烏山病院を１回だけ受診した、ＡＤＨＤの特性を持った、編集者の男性の例をあげてみる。中規模の出版社に勤務するＫさんは、知的能力が高く企画力もすぐれた人であった。

一方でＫさんにはＡＤＨＤの特性もみられた。ケアレスミスが多い上に、仕事が重なったときなど、つい約束などを失念してしまうことがしばしばだった。

自分の特性に気がついたＫさんがしたことは、毎日早朝、仕事を始める前に、その日の仕事のリストを箇条書きにしてすべて書き出すことだった。そして、一つ仕事を終わらせるたびにそのリストを消していくようにしたのである。その結果、Ｋさんは仕事を漏れなく遂行できるようになったという。

一方、個人のレベルではなく社会の問題として考えてみると、現在の日本において、顕在化していない発達障害の問題は多くの社会的な問題の背景となっている。

その一つは、教育現場におけるいじめや不登校の問題である。このような教育における

発達障害の診断別の生活上の諸問題（DSM-Ⅳによる）

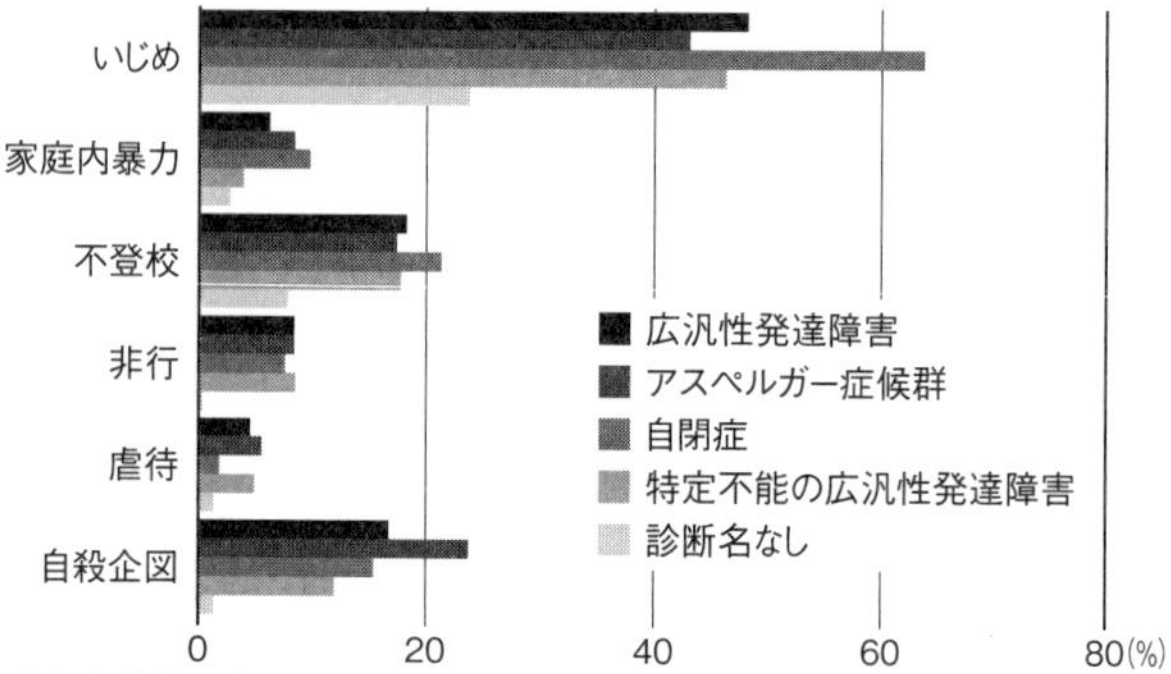

昭和大学附属烏山病院に通院中のASDの患者302例を対象に、いじめなど生活上でみられる問題の頻度を示した。この結果、いじめ、不登校、自殺企図などの頻度が高かった。ここでは、以前の診断基準（DSM-IV）に基づく診断名を使用している。

諸問題は最近に始まったことではないが、行政や学校がいくら対策を考えても、なかなか解決する目途がたっていない。

実はASDやADHDの当事者の学校時代について調べてみると、いじめの被害や不登校の比率が高いことが明らかになっている。彼らは規則を守ったり、人と協調したりするのが苦手なため、いじめの対象となりやすいし、その結果不適応を起こしやすい。

けれども、いじめや不登校の問題について発達障害と関連させて検討されることはあまりみられていない。発達障害の特性を持つ生徒に対しては、個別に対応する必要性が高いにもかかわらず、そういった対応が十分ではない。

隠れた発達障害を抱えているのは、子供だけに限らない。職場でも問題になっている。１９９０年代の後半以降、企業の管理体制が厳しくなったことに伴い、発達障害の特性を持つ社員が、職場で不適応を起こすケースが目立つようになってきている。

こうした発達障害の当事者は、元々学校や職場に存在していたのである。これまでは水面下に隠れていた問題が、企業や社会の許容度が下がってきたために浮かび上がったものと考えられる。

最近、マスメディアやインターネットにおいて、発達障害をテーマとした記事や話題が増えている。発達障害に関する問題に関して、国民の認知度が高まったことは評価してよいと思われる。

その結果、「だらしないだけ、たるんでいる」と頭ごなしに批判されるケースは減ってきたようだ。行政も就労に苦労している発達障害の当事者の就労移行支援事業に力を入れている。

ただ一方で、対人関係が苦手なケースや、「変わりもの」だというだけで、「あの人は発達障害だ」とレッテル貼りをするような傾向も一部にみられている。

ASDやADHDの人は決して珍しい存在ではなく、大半は社会人として日常生活を送っている。名称こそ「障害」だが、むしろ「特性」や「個性」である側面のほうが強いのである。

過去の偉人や著名人の中には、発達障害の特徴を持つ人も多くみられる。凡人ができないことをやってのけ、社会や文化をがらりと変える力を、発達障害の人は持っている。

私たちは、発達障害は精神面での多様性の一部であると認める必要がある。しかしながら、現代の社会は逆にそうしたものを抑えつけ、認めない方向に向かっている。

日本社会は多様性に乏しく、同調圧力も強いという特徴がみられる。そのような日本の学校や職場を、発達障害の人たちを受け入れるために変えるのは簡単ではないが、彼らが活躍できる新たなシステムを作ることで、日本社会のポテンシャルは確実に高まるだろう。

第2章
ビジネスで発達障害を活かすには

ブレークスルーに必要な特性

時代の流れを大きく変革するような発見をした研究者やさまざまな分野の偉人の生涯を見直してみると、彼らは発達障害の特性を色濃く持っていることが少なくない。偉人であること、「凡人」とは異なった存在であることが意味しているのは、単に知的に優秀ということではない。知能の高い「秀才」はいつの時代にも一定程度存在しているし、彼らが人間社会において重要な役割を担っていることは明らかである。

けれども、「秀才」には世界を変える力はない。秀才にできることは、過去を振り返り前例を見極め、それによって現在の問題点を整理し現実的に行える対策を立てることである。もちろんこうした対応をきちんと行うことは重要であり、管理職に必要な能力である。会社でも役所でも、当たり前のことが行われていないことはよくあるからである。

しかし、平時ならまだしも、何か途方もない出来事が進行している状況においては、通常の方策は役立たない。さらに芸術の分野においても、科学技術の分野においても、飛躍的な進歩を生み出すためには、伝統的な方法をなぞっているだけでは不十分でまったく物足りないことは明らかである。

変革者が必ず持っているものの一つは、精神的な「熱量」である。過去に例のない事柄を達成するためには、変革のための圧倒的なエネルギーと、過剰な集中力が必要である。こうした点は、発達障害の人の持つ特性と一致する面が多い。

この「過剰集中」は、発達障害の中でも、ＡＤＨＤによくみられる。ＡＤＨＤの人は、いったん何かに「はまる」と、とことんまでそのことを続けて貫き通すことは珍しくない。ある美大生の女性の話であるが、ＡＤＨＤの特性を持つ彼女は課題の絵の制作にしばしば没頭し、飲まず食わずの状態で数日間、キャンバスに絵を描き続けることが珍しくないという。

この章においては、発達障害の特徴を持った過去の著名人の例をあげ、ビジネスにおいて、発達障害の特性を活かすにはどうしたらよいか、ブレークスルーを生み出すための方法を検討していきたい。

少年時代のエジソン

発明王として知られるエジソンは、１８４７年2月11日にアメリカ・オハイオ州マイランで生まれた。エジソンは7人兄弟の末っ子で、7歳のときにミシガン州ポートヒューロンに転居している。以下のエピソードは、『エジソンの生涯』（マシュウ・ジョセフソン　新潮社）、『エジソン』（ニール・ボールドウィン　三田出版会）の記載に基づいている。

少年時代からエジソンは、「変わった」子供で、異常なほどの知りたがり屋だった。またいたずら好きで、いつも周囲を困らせていた。あるときには、「火がどんなことをするかみるため」に家の納屋の中で火を燃やしたのであるが、火はあっという間に燃え広がり、小屋は全焼してしまった。

このためエジソンは父親から体罰を受けたが、一向に行いを改めようとはしなかった。いたずらをやめようとしないだけではなく、好奇心が強く、両親であろうと、他の人であろうと、とめどもなく質問を浴びせかけた。いつも「なぜ」「どうして」を連発するので、父はうんざりして息子をばかだと決め込んだが、母は忍耐強くエジソンの質問に答えていた。

エジソンは幼いころから、もの作りにも興味を持った。自分で出かけられるようになると、丘の下にある製材所に出向き、散らばっている板や木切れで板敷きの道路やおもちゃの建物を作って、何時間でも遊んでいた。また運河の近くの製粉工場も好きで、よくそこに行って中で起こっていることを何時間でも眺めていた。

小学校に入学したときには、エジソンは教師を質問攻めにして困らせた。彼は学校に適応することができなかった。学校の教育では、あらゆることで無理を強いられた。アルファベットや算数を機械的に覚えることは、エジソンにはできなかった。エジソンは自分の目で観察し、自分でものが作りたかった。

学校での授業は、エジソンにとって退屈なだけだったのである。授業を聞かずに居眠りしたり、ノートにいたずら書きをしたり、周囲をぼーっと眺めたりすることが多く、教師からは落ちこぼれのレッテルを貼られてしまった。

学校に通い始めて3か月あまりたったとき、エジソンは校長から「お前の頭は腐っている」と言われたため、彼は怒って教室から飛び出して家に帰り、そのまま学校に行かずに退学してしまったのである。

学校をやめたエジソンは、母の指導のもとに自宅で独学することになった。母はエジソンに強制するようなことはしないで、過去のすぐれた文学作品や歴史物語を読んで聞かせた。その中には、ギボンの『ローマ帝国衰亡史』や、シェイクスピア、ディケンズなどの文学作品が含まれていた。9歳になるころにエジソンは、自らそういった古典を読むようになっていた。

そうした中で、エジソンが特に興味を示したのは、化学の実験だった。10歳になると、彼はあらゆる化学薬品を集めてビンや壺に入れ、自分の部屋の棚に並べた。小遣いはすべて化学薬品や金属板に使ってしまい、自ら考案したさまざまな実験を行った。

あるときエジソンは人間が空を飛べるようになる薬を作ろうと試みて薬を自作し、友人に飲ませた。エジソンは、その薬を飲むと体内でガスが発生し、その浮力で人間が浮き上がると考えていたが、実際には薬を飲んだ友人が腹痛を起こして苦しみ、大騒ぎになったのである。

このように少年期のエジソンは、変わった、扱いにくい子供であったが、その特徴をみてみると、一定の不注意さがみられることに加えて、**衝動性、落ち着きのなさといったADHDの特性が認められることがわかる。また興味のあるものにはまると、「過剰集中」してしまう傾向もこのころから認められている。**

発明王とADHDの特性

エジソンは蓄音機、電話、白熱電球などを発明したことで知られているが、ここでは白熱電球を発明した際のエピソードを述べてみたい。白熱電球の開発においてエジソンは、

6000種類以上の素材を試した末に、京都の竹が素材としてうってつけであることを見出した。

エジソンが長時間点灯することが可能な白熱電球を開発する以前は、街を照らす灯として広く普及していたのは、ガスを燃焼させるガス灯であった。ガス灯はつけ消しが簡単だったが換気の必要があり、火事の危険もあるため室内には不向きだった。

電気を使った照明については、アーク灯が用いられていた。これは炭素棒の間に電気を流して、炭素を超高温で燃焼させるものである。アーク灯の欠点は目がくらむほどのまぶしさを持ち明るさを調節できないことと、燃焼によって空気を汚すことで、やはり室内用には不向きだった。

火災の危険が少なく空気を汚さずに、灯を灯す次世代の照明装置として、注目を集めていたのが白熱電球であった。白熱電球の発明は、1860年までにイギリス人、ジョセフ・スワンによって行われた。しかし、発明から20年近くたっても、点灯時間は短時間に留まり、実用化には至っていなかった。

そういった時期に、新進の発明家として注目を集め始めていたエジソンが白熱電球の実用化に乗り出した。1878年、資本家から資金を集めて、エジソン電気照明会社が設立された。エジソンは、電気によって、ガス灯のシステムをすべて作り直そうと考えていた。エジソンは、電球だけではなく電灯システム全体についての構想があり、大きなビジネスチャンスを感じていた。同じ時期に電球の開発に挑んだ発明家は他にもいたが、エジソンだけが全体像を描いていた。エジソンはまず電球の発明をして、さらに発電システムとして多くの家庭に電気を送電できるものを開発し、電気を家庭に広め、さまざまな家電製品を発明していこうという壮大な夢を抱いていた。

白熱電球の実用化に向けての最大の問題点は、長時間発光し続けるフィラメントの材料を見つけることであった。フィラメントの材料として、エジソンが最初に目をつけたのはプラチナだった。しかし、プラチナは高価であったがすぐに燃え尽きてしまった。エジソンは次々と金属の素材を試した。あるときは、実験に熱中するあまり、危うく失明するところだった。

エジソンは、いったん実験にとりかかると常人離れをした集中力を発揮し、実験の結果が出るまで、実験室を離れなかった。仮眠をとるのは1日3～4時間で、仮眠中も、何か自分が必要なことが起きたらすぐに起こすようにと助手に命じていた。

しかし、実験は失敗の連続で、その噂が外部に漏れると、エジソン電気照明会社の株は急落した。失敗が続いても、エジソンは不眠不休で開発に取り組み続け、部下たちにも、長時間労働を強いていた。

エジソンの研究ノートには、エジソンが試したフィラメントの素材が記載されていた。その数は６０００種類以上に及んだ。そして、ついに大きな成果をあげるときがやってきた。１８７９年10月21日、木綿29番糸を炭化させて、ガラス球の中に入れて真空ポンプで空気を抜いて発電機から電気を流すと、午前1時30分から午後３時まで13時間半の点灯が得られた。

翌日の実験では、40時間の連続点灯に成功した。この40時間の間、エジソンと部下たちは一睡もせずに白熱電球を見つめ続け、光が消えた瞬間、全員椅子から飛び上がって歓喜の万歳を唱えた。この画期的な成果をあげた10月21日は、アメリカでは「エジソンの日」となっている。

その後エジソンは、フィラメントの素材を炭素に絞り込んだ。そしてより長時間点灯する炭素でできた素材を求めて、20人の部下を世界に派遣した。世界中で集めた素材の中で最も長く灯をともしたのが京都の八幡の竹であり、それは約２４５０時間、点灯したのである。

このようにエジソンは、他の人よりも顕著に集中力が高かった。エジソンが不眠不休で働き続けることができたのは、前述したように、彼がＡＤＨＤの特性を持っていたからではないかと考えられる。ＡＤＨＤを持つ人は、興味関心のないことに対しては、意識が散漫になり集中できないが、反対に興味のあることに対しては、常人では考えられないほどの集中力をみせることも珍しくはない。

またＡＤＨＤにおいては、空想にふける時間が一般の人よりも長いことが知られている。人は平均すると、起きている時間の40％から50％は目の前に起きている出来事以外のことに、想像を巡らしている。これは「マインド・ワンダリング」と呼ばれている。ＡＤＨＤにおいてはマインド・ワンダリングの時間が長く、その結果、創造的な閃きを生み出す能力が、一般の人よりも高いことが知られている。マインド・ワンダリングにおいては、無意識にいくつもの情報をつなぎ合わせる処理を脳内で行っていると考えられ、これが創造性と大きな関連を持っていることが示されている。

悪い熱狂

エジソンの例でもわかるように、過剰集中とマインド・ワンダリングは、大きな成功をもたらすことがある。あるいは大きな成功のためには、必要な条件と言っていいのかもしれない。

しかしその一方で、このような「熱狂」が必ずしもよい結果に結実するわけではない。エジソンの会社では、エジソン本人だけではなく、多くの従業員たちも、同じような不眠不休の労働を強いられていた。これは現在の社会的な基準ではまったく認められない長時間労働だった。

また最初に考えた方針が必ずしも正しい方向とは言えない場合、問題はより深刻となる。どんなに熱心に取り組んだとしても、それがよい結果に至ることはないからだ。実際、エジソンはこのような見込み違いを何度か起こした。

例としてあげられるのは、電流の規格に関する問題である。エジソンは、元々は自分の部下であった科学者ニコラ・テスラと電流の規格を争った。これは社運をかけた、大きな騒動に発展した。エジソンは直流電流のシステムを、テスラは交流電流を推進したからである。

エジソンは、交流の使用に反対するプロパガンダ工作を積極的に行った。彼は交流の危険性を示すためと言って、野良犬や野良猫といった動物を交流電流によって殺処分する実験を行い、さらに電気椅子の電流を交流に変換することを実施し、交流が生物に対して危険であると繰り返し主張した。

「ウェストオレンジの彼の大研究所では、痛ましい狂気の実験が始められた。新聞記者や客を招き、その前でエジソンとバチェラーが、1000ボルトの交流発電機に導線をつないだブリキ片に、イヌやネコをじりじりと近づけていくのであった。そうして処刑されるイヌやネコは、一匹25セントで買い上げられ、学童たちが熱心に集めていた」(『知られざる天才　ニコラ・テスラ』　新戸雅章　平凡社新書)

交流に対するエジソンの攻撃は一人よがりの根拠のないものであり、最終的にテスラらの交流陣営がその経済性によって勝利を収めた。けれどもエジソンは、どんなに劣勢になっても自分の考えにこだわり続けたため、ライバルであるテスラに敗れてしまったのであった。

ADHDの当事者においても、過剰集中はしばしばマイナスの側面に陥ることがある。「のめりこみ」は仕事や学業に関連した方向でなされれば大きな成果をあげる可能性がある一方で、悪いのめりこみに至る例もまれではない。

その例としては、アルコールや薬物への過度の依存や、ギャンブルへの嗜好である。また若年者ではインターネットやゲームへの依存が起こりやすい。こういったマイナスの側面を上手に回避しながら、自らの「過剰集中」をうまくコントロールしていくことが成功のために求められる。

ライバル、ニコラ・テスラ

エジソンのライバルであり、電力戦争の当事者であったニコラ・テスラは、エジソンと同様に、さまざまな逸話を持つ「天才」だった。彼は子供のころから才能に恵まれた、まさに神童だった。さらにテスラには特殊な能力があった。数学の問題を与えられると、それを解くためのすべての計算と符号が目の前に現れた。さらに記憶力も抜群で、本を読み終えた後には、ほとんどすべての内容を細かく記憶していた。エジソンの能力がADHDの特性に近いものであったのに対して、テスラのそれはASDに類似していたようである。

やがてテスラの交流理論による電力の供給は、近代産業を支える大きな柱になったものであるが、テスラ自身の功績は十分に評価されることなく、寂しい晩年を送っている。

エジソンは、電球のフィラメントの素材の探求の仕方からもわかるように、徹底的な試行錯誤から結論を導き出すタイプであった。これに対してテスラは、イメージや直観を信じており、具体的な作業を行う前に、自分の頭の中で物事を完成させていた。この点について、テスラは次のように述べている。

「エジソンが干し草の山から針を見つけようとしたら、ただちに蜂の勤勉さをもってワラを一本一本調べ始め、針を見つけるまでやめないだろう。わたしは理論と計算でその労力を90％節約できるとわかっている悲しい目撃者だった」（『知られざる天才　ニコラ・テスラ』　新戸雅章　平凡社新書）

クロアチアの神童

テスラは1856年に、現在のクロアチア共和国（当時のオーストリア帝国）で出生した。父のミルーチンは、セルビア正教会の司祭をしていたが詩人としても活躍していた。記憶力が抜群によく、博学の人だった。母のドゥカは調理器具類の発明を得意とし、尋常ではない記憶力を持った並外れた女性であった。

子供時代から、テスラの優秀さは際立っていた。ギムナジウム時代には、教師が数学の問題を黒板に書くやいなやその問題を解いてしまったという。さらに、前述したように、この当時からテスラには、幻視のような症状があった。テスラが何かの対象について考えると、その物体が確かな質感を持って目の前に出現するのである。

この症状は、数学の問題を解くときに役に立った。与えられた問題は消えることなく、テスラの頭の中の黒板には、問題を解くための計算式と記号がたちどころに出現したからである。自分の思考の「方法」について、テスラは次のように回想している（『ニコラ・テスラ　秘密の告白』ニコラ・テスラ　成甲書房）。

「たとえば何か言葉をかけられると、その言葉の指すものが私の視界にはっきりと見えてきて、挙げ句、それが現実のものなのか否かがまったくわからなくなることがあった」

「……私の方法はそうではない。慌てて実験したりはしない。考えが浮かんだら、ただちに頭のなかで装置を組み立てる。構造を変更したり改良したり動かしたりするのも頭のなかだ。頭のなかでタービンを動かそうが、作業所でタービンの実験をしようが、私にとってそんなことはまったくどうでもよい。……何も遜色はない。もちろん得られる結果はまったく同じだ」

またテスラは読書にも熱心に取り組み、語学の才能にも恵まれて、母国語の他に、英語、ドイツ語、フランス語、イタリア語までマスターしてしまった。

テスラは、グラーツ工科大学で学んだ後、一時プラハ大学で勉強を継続した。グラーツ工科大学は1811年の創立で、オーストリアで有数の工科大学である。グラーツ工科大学では勉強にすべてを集中し、1日4時間の休憩の他はすべて勉強の時間にあてた。日曜も休日もなく、遊びや恋愛には見向きもしなかった。この結果、彼が選択した教科はすべて最高得点だった。

しかしプラハ大学に在籍中に父が死去したため経済的に困窮し、1881年にブダペストの電信会社に入社し技師として勤務した。ブダペスト時代にも、テスラは睡眠時間を削って仕事に没頭した。このオーバーワークの結果、テスラは精神的な不調に悩まされることになった。

このときテスラには、顕著な感覚過敏の症状がみられた。3軒先の柱時計の音や、テーブルに降り立つハエの羽ばたきが聞こえることがあった。日差しは脳に突き刺さるようであり、感覚が異常にとぎすまされたのだった。この状態から回復するのに数か月が必要だった。

１８８４年、テスラはアメリカに渡りエジソンのもとで働くが、その後意見の対立が生じて、１年後に独立する。エジソンの会社に在籍時にも、テスラは仕事に熱中し、毎日18時間以上働いていた。その仕事ぶりに、エジソンは感嘆している。

しかし、ここで直流にこだわるエジソンとテスラは決定的に対立し、いわゆる「電流戦争」が勃発する。テスラはジョージ・ウェスティングハウスの支援によって別の会社を設立して、新型の交流電動機を開発、製作にあたった。

大規模な送電を行う場合、直流では供給される電力の一部が失われるため、交流の優位は明らかであったが、エジソンはそれを認めようとせず、執拗に交流に反対するデモンストレーションを繰り返した。

最終的にテスラが勝利したのは、１８９３年のことである。テスラはシカゴで開催される万国博覧会の電気設備の受注を勝ち取ったのであった。さらに同じ年に、ナイアガラ瀑布の発電所に、テスラのシステムが採用されたことが決まった。

しかしテスラは、自分の成功を維持して経済的な利益につなげることや、仕事のパートナーとうまく折り合いをつけていくことが不得手であった。世渡り下手であったテスラは多くの失敗を繰り返し、その時代を超えるアイデアは多くの信奉者がいるにもかかわらず、自身は孤独のうちに人生を終えたのだった。

マインド・ワンダリング

ここでは改めて、マインド・ワンダリングについて現在までに解明されている点について説明を行いたい。**マインド・ワンダリングとは、今現在行っている課題や活動から注意がそれて、それとは無関係な事柄について思考が生起する現象**である。

マインド・ワンダリングは、ADHDなど発達障害の特性を持つ人においてよくみられるものであるが、一般の人においても認められる。端的に言えば、「考えが中心的なテーマからそれて、飛躍してしまうこと」である。

以前より、マインド・ワンダリングは比較的マイナス面の多い現象としてとらえられることが多かった。確かに明確な目標を持って行動を遂行している状況においては、テーマからはずれた意見や考えは非効率である。

けれどもビジネスの場面においても、実生活においても、ルーティンの行動、考えのみでは、大きな壁にぶつかることが少なからず起こっている。そういった際には、マインド・ワンダリングの持つ「飛躍」が有効であることが多い。さらに、これまで述べてきたように、この現象は創造性の源とでも言うべき側面も持っている。

一般的なマインド・ワンダリングの例をあげてみよう。たとえば、授業中に気がついたら、夕方に誰と遊ぼうかと考えていたりする、運転中に昔の出来事について思い返して振り返っている、などといったことである。これらは身近な日常現象であり、人は起きている時間の半分近くをこの「心ここにあらず」の状態で過ごしているという指摘もみられる。

マインド・ワンダリングについては、その程度を評価する評価尺度がいくつか作成されている。これらをみると、マインド・ワンダリングがどういうものかわかりやすい。代表的なものは、Mind-Wandering Questionnaire（MWQ）や、Mind Excessively Wandering Scale（MEWS）などであり、これらは自記式の評価尺度である。

質問項目として、「仕事中や授業中に別のことを考えてしまう」「人の話を聞きながら、気がついたら何か他のことも考えている」「自分の思考をコントロールすることは難しい」「思考を一つのことに集中させるのに多大な努力を要する」などが含まれており、どの程度あてはまるかを数値で回答する。

マインド・ワンダリングは、意図的なものと非意図的なものに大別される。またその内容や広がりも、時間（未来、現在、過去のことか）、自己との関連性、モダリティ（言葉か映像か）などで分けられ、多様なものである。

マインド・ワンダリングは身近な現象であるが、研究の対象としては最近になって注目され始めたばかりで、未解明な部分が多く残っている。

研究が進むマインド・ワンダリング

マインド・ワンダリングに関する最近の研究では、その生物学的な特徴について、検討がなされている。

マインド・ワンダリングの生成メカニズムについては、マインド・ワンダリングの神経モデルとして、「Executive-Control-Failure説」と「Attention-resources説」の２つが提唱されてきた。

前者は、ワーキングメモリー（作動記憶）が十分に無関係な思考を抑制できないためにマインド・ワンダリングが生じるというものである。課題に対する行動というのは「目的」に対して直線的なものであり、これに用いられるのがワーキングメモリーであるが、この目的志向の流れから漏れた内容がマインド・ワンダリングとしてみられるということである。逆に言えば、十分なワーキングメモリの容量があれば、マインド・ワンダリングは生じにくいこととなる。

後者の理論は、マインド・ワンダリングの生成には遂行機能（executive control）が十分に機能することを要するというものである。遂行機能とは、複雑な課題の遂行に際し、課題ルールの維持やスイッチング、情報の更新などを行うことで、思考や行動を制御する認知システムの総称であり、人間の目標志向的な行動を支えていると考えられている。この仮説は、マインド・ワンダリングの基盤が遂行機能にあるものと想定している。

最近はこの両者ともマインド・ワンダリングに関わるとする「Process-Occurrence Framework説」が有力なモデルとなっている。

さらに、マインド・ワンダリングについての生物学的基盤に関する研究も進められている。これまでの研究で、脳の安静時に活性化しているとされるデフォルトモードネットワーク（Default Mode Network：ＤＭＮ）がマインド・ワンダリングと関連していることが示されている。

かつてヒトの脳は、意識的な行動を行っているときだけ活動し、何もせずぼんやりしているときは脳もまた特別な活動はしていないと考えられてきた。ところが最近の脳の画像研究によって、安静状態においても脳で重要な活動が営まれていることが明らかにされた。

この脳活動が、「デフォルトモードネットワーク（ＤＭＮ）」と呼ばれる複数の脳領域で構成されるもので、脳内のさまざまな神経活動を同調させ、さまざまな脳領域の活動をコントロールしていると考えられている。

マインド・ワンダリングとの関係では、ＤＭＮを構成する腹内側前頭前皮質や海馬に損傷を受けた患者において、マインド・ワンダリングの発生頻度が低下していたり、その内容が変化していたという研究が存在する。しかし、ＤＭＮと関連しない脳部位もマインド・ワンダリングと関係することが複数の研究で指摘されており、複雑な基盤がマインド・ワンダリングに存在することが明らかになりつつある。

Foxら（２０１５）が行ったマインド・ワンダリングとＭＲＩ研究のメタ解析では、特に遂行機能（executive control）に関わる前頭頭頂制御ネットワークとＤＭＮとの相互的な活性関係がマインド・ワンダリングに関わっている可能性を指摘した。さらに、マインド・ワンダリングの内容や性質によって、ＤＭＮを構成するサブシステムやその他の脳部位とのconnectivityが変化することも明らかになりつつある。

年齢による変化も研究されている。マインド・ワンダリングは老化とともに減少することがわかってきた。Seliら（２０１７）の幅広い年齢層を対象とした研究では、年齢とともに意図的なマインド・ワンダリングも、自然発生的なマインド・ワンダリングも減少することが示された。

加齢に伴いワーキングメモリや遂行機能は低下するため、前述の神経モデルを考えると老化とともにマインド・ワンダリングは増加すると推論できるが、この研究も含め多くの研究が反対の結果を示しており、マインド・ワンダリングの増減にはワーキングメモリや遂行機能以外にも、他の要因が関連することを示している。

Seliらは同時に課題へのモチベーションも評価しており、高齢者の眼前の課題に対するモチベーションの増加がマインド・ワンダリングの減少につながると論じている。他にも高齢者は、現在進行形の心配事や懸念が少ないため、これらに関するマインド・ワンダリングが減少し、全体のマインド・ワンダリングの頻度が低下する可能性も指摘されている。

マインド・ワンダリングのダークサイド

これまでの多くの研究では、主に、マインド・ワンダリングのネガティブな影響が注目されてきた。たとえば、講義中に起こるマインド・ワンダリングは、講義内容の理解を妨げてしまう。Risko（２０１２）らが講義中に生じるマインド・ワンダリングの頻度と講義内容に関する記憶課題の成績を検討したところ、マインド・ワンダリングが頻回であるほど、講義内容の記憶成績は低下していた。Lindquist & McLean（２０１１）も同様の報告をしている。また、マインド・ワンダリングは、文書理解や推論課題の成績低下にもつながることが示されている。

また、マインド・ワンダリングはネガティブな感情を伴ったり生み出したりすることも多くの研究で認められている。特に、未来や現在のことに比べ、過去のことに関するマインド・ワンダリングは、幸福感を減弱させることが指摘されている。

一方で、逆の関係性も示されている。つまり、ネガティブな感情や心配事が、マインド・ワンダリングの発生を促進する可能性も報告されている。たとえば、Poerioら（２０１３）のスマートフォンアプリケーションを用いたリアルタイムでの日常生活のマインド・ワンダリングを評価した研究では、ネガティブな感情がマインド・ワンダリングに先行しており、マインド・ワンダリング自体ではネガティブな感情が増加することはなかった。

また、マインド・ワンダリングは、外界への注意や警戒の低下につながり、交通事故のリスクを高めてしまうことも示されている。Yanko & Spalek（2013）の運転シミュレーターを使った実験では、マインド・ワンダリングしているときはそうでないときに比べ、急な出来事への反応時間が遅くなること、スピードを出しやすいこと、車間距離が短くなりやすいこと、が明らかとなった。

また、Gil-Jardineら（2017）の交通事故を起こして救急搬送された患者を対象にした研究でも、運転中のマインド・ワンダリングが、事故原因と有意で強い相関を示した。

マインド・ワンダリングと創造性

このような否定的な研究がある一方で、最近では、マインド・ワンダリングのポジティブな影響や機能的な側面が注目を集め始めている。その一つが、**マインド・ワンダリングは創造性を育む**というものである。

Bairdら（2012）が行った研究は、直接的にマインド・ワンダリングと創造性の関連を示唆するもので、日常のマインド・ワンダリング傾向と、Unusual Uses Test（UTT）で評価した拡散的思考（創造性の要素とされる思考様式）が正の相関を示した。類似の報告をわが国でも認める。山岡と湯川（2016）はGuilford（1995）の示した拡散的思考が創造性における重要要素であると考えて研究を進めた。拡散的思考とは、新しいアイデアを多く生み出すような思考の様式である。たとえば、ある「もの」について従来から固定的な使用法に留まらず、新しい使い方や意味を探索することである。

拡散的思考には、思考の流暢性（発想の数の多さ）、柔軟性（発想の多様さや柔軟さ）、独自性（発想の非凡さやまれさ）の要素が含まれている。前述のＵＴＴはこの拡散的思考の程度を、日常で使う「もの」の通常とは異なる使い方の回答量や内容から測定する検査である。

山岡と湯川（２０１６）は、５３８人の大学生を対象にこのＵＴＴとＭＷＱを用いて、創造性とマインド・ワンダリングの測定をしたところ、マインド・ワンダリング傾向と創造性の間に逆Ｕ字の関係が示された。つまり、程よくマインド・ワンダリングが行われていることが創造性につながり、少なすぎても、多すぎてもマインド・ワンダリングの創造性への寄与は減少する可能性が考えられた。

どのようにしてマインド・ワンダリングが創造性を促進するのかについては今後さらなる研究を要するが、マインド・ワンダリングが無意識的な連想処理を促進する可能性が指摘されている。

マインド・ワンダリングの評価スケール（Mind-Wandering Questionnaire）

単調な作業に集中し続けることが難しい
書類や本などを読みながら、他のことを考えたり、ぼんやりして、もう一度読み返す
物事を行うのに十分な注意を払わない
人の話を聞きながら、気づいたら何か他のことを考えている
仕事中や授業中に別のことを考えてしまう

上記の5項目について、「1：全くない」「2：めったにない」「3：あまりない」「4：たまにある」「5：頻繁にある」「6：常にある」の6段階で回答を求める。

　さらにマインド・ワンダリングは、未来に対するプランニング機能を有し、問題解決を促進することも示されている。Bairdら（２０１１）の研究では、マインド・ワンダリングが未来志向と自己に関連した目的志向を有することが示され、自伝的なプランニング機能を持つことが示唆された。

　マインド・ワンダリングはネガティブな気分をもたらすという研究に反し、ポジティブな気分をもたらすという報告もあり、特に興味のあることにマインド・ワンダリングする際は気分の向上に至ることがわかってきている。また、マインド・ワンダリングによる過去から未来まで思考が巡る精神的なタイムトラベルは、自己の統一や自己に関する記憶の確立、直近の経験を記憶として統合することを促進する機能も有するとされている。

マインド・ワンダリングのネガティブな影響とポジティブな機能は、同時に起こることも確認されている。Leszczynskiら（2017）は、マインド・ワンダリングにより持続的注意課題の成績は低下したが、同時に創造的問題解決と将来計画を評価する課題では成績の向上を認めたと報告している。

マインド・ワンダリングと精神疾患

マインド・ワンダリングと精神疾患に関する研究も行われるようになっている。マインド・ワンダリングは、うつ病や躁うつ病といった気分障害、強迫性障害、ADHDといった精神疾患に関係するという報告が増えている。

この中で特に重要なのがADHDである。ADHDは、不注意、多動性、衝動性という3つの主症状によって特徴づけられる発達障害であるが、その思考様式は、「常に頭が動いている、頭が考え事でいっぱいである、同時に複数の思考が浮かび制御ができない、短期間で次から次に複数の考えの間をいったりきたりする」などと表現され、**ひんぱんなマ**

インド・ワンダリングがＡＤＨＤの思考特性であることが指摘されている。

Franklinら（２０１４）の大学生を対象とした研究では、マインド・ワンダリングとＡＤＨＤ症状に強い相関を認め、同様にSeliら（２０１５）の対象数の多い研究でも、自然発生的なマインド・ワンダリングとＡＤＨＤ症状は相関することが認められた。Mowlemら（２０１６）は、新しいマインド・ワンダリングを測定する尺度、ＭＥＷＳを開発して、ＡＤＨＤ患者に使用し、過度で不健康なマインド・ワンダリングがＡＤＨＤの思考特性であると指摘している。

筆者らの施設でも、ＭＷＱとＭＥＷＳを用いて成人ＡＤＨＤ患者のマインド・ワンダリングを調べ、ＡＤＨＤの主症状とされる不注意、多動性、衝動性とマインド・ワンダリングの程度はそれぞれ正の相関を示した。

このように**マインド・ワンダリングは、マイナスの側面を持つ一方で創造性との関連が深く、ビジネスにおける「企画」の段階においては、重要な役割を持っているものである。さらに実務においても、重大なピンチの状態では、飛躍した発想が救いをもたらす可能性も大きい。**今後、発達障害、特にＡＤＨＤと創造性、マインド・ワンダリングに関するさらなる研究が期待されている。

集中よりも「だらだら」

元名古屋大学工学部の助教授であるとともに、『すべてがFになる』をはじめとした、多くの傑作ミステリの生みの親でもある森博嗣氏は、自らの小児期に「多動で集中力がなかった」ことを述べている（『集中力はいらない』 SB新書）。

「子供のころの僕は、沢山の大人たちから『貴方は落ち着かない。あれもこれもではなく、一つのことに集中しなさい』とよく言われた。たしかに落ち着きのない子供だった。じっとしていられない。次から次へとやりたいことを思いつき、新しい方へ気が向いてしまう。目の前に差し出されたものに興味を抱けるのは数分のことで、たちまち飽きてしまう。もうこれは良いから、別のことをしたい。はい、よくわかった。納得した、だいたい理解した。だからほかのことをやらせてほしい、といつも思うのだった」（同書）

森氏が病院を受診して診断されたわけではないが、森氏の記述にはＡＤＨＤの特性が濃厚に認められる。落ち着きがなく、じっとしていられず、集中できない。飽きっぽく次々と興味のあるものが移り変わっていく。こうした多動や集中力の障害は、ADHDの中核的な症状である。

さらに森氏は、次のようにも述べている。

「特に、僕はミスが多い、うっかり者である。一行文章を書けば、一箇所は必ず書き間違える。暗算は速い方だったけど、計算ミスがつき纏う」（同書）

このように、森氏には多動、集中力の障害に加えて不注意さも認められているようである。一般に学習や仕事において集中力は重要であると考えられているが、森氏は「集中力」について懐疑的である。特定の課題や作業に「集中」している状態よりも、「だらだら」と取り組んでいる状態、やるべきことに目が向いていない、頭が他のことを考えている、他の作業が同時に行われているような状態にも、よい面は少なくないと指摘している。

この「だらだらの状態」は、これまで述べてきたマインド・ワンダリングに近いものであろう。森氏は、「だらだら」の効用を次のように述べている。

「このとき、やるべき作業における効率は下がっているが、実際には、同時にしているその別の作業で成果が挙がっているかもしれない。だから、そういった成果をひっくるめて評価をすれば、それほど損をしているわけではない、と僕は考える」

「子供のときの僕は、大人が『やりなさい』と言ったことには集中していなかったが、少なくとも、自分がやりたいこと、自分が考えたいことには集中していた。これは、僕の『集中』であるが、一般的なやるべきことへの『集中』ではなかった。また、同じことを長くは続けられないけれど、僕にしてみれば、同じことをずっとしているよりも、沢山のことを少しずつでもやれば、その一つ一つについては集中できるし、しかも効率が良い、ということを感覚的に知っていたのである」

ここで森氏は、2つの重要な点を述べている。一つには、だらだら（マインド・ワンダリング）は、創造的なプロセスにつながる可能性のあることであり、もう一点は、ADHDの特性を持つ人は、一見して集中力がないように見えたとしても、短い集中を繰り返すことで一定の成果をあげられるという点である。

さらに森氏は研究者としての「発想」に、マインド・ワンダリングが重要であることを指摘している。

「ここで大事なことは、その『発想』には、いわゆる一つのことしか考えない『集中』が逆効果である、という点である」

「むしろ、別のことを考えていたり、あれもこれもと目移りしていたりするときの方が発想しやすいことを、僕は経験的に知った。あえて言葉にすれば、『ヒントはいつも、ちょっと離れたところにある』からだ。一点を集中して見つめていては、その離れたものに気づくことができない」

このように森氏のケースは、ＡＤＨＤに認められるマインド・ワンダリングが創造性と密接に関連することのよい実例になっていると考えられる。

ＩＴ業界の覇者

楽天グループの創業者である三木谷浩史氏は、以前からＩＴ業界の中心的な人物であったが、今やＩＴ業界に留まることなく、日本を代表する企業集団を率いる経営者である。

三木谷氏は一見したところ、華麗な経歴の持ち主だ。1965年に兵庫県で生まれた三木谷氏は、88年に一橋大学商学部を卒業。その後、日本興業銀行（現みずほフィナンシャルグループ）に入行し、93年にはハーバード大学でMBAを取得している。

三木谷氏は興銀を退職した後に、数名の仲間とともに楽天を設立し、インターネットショッピングモール「楽天市場」を開設した。さらにその後、楽天を、楽天証券、楽天トラベル、楽天モバイルなどを含む巨大な「楽天グループ」に発展させた。

一方で三木谷氏は、自らの生涯を振り返り、普通の「秀才」ではなく小児期より発達障害の特性を持っていたことを明らかにしている。

三木谷氏の半生については、『ファースト・ペンギン　楽天・三木谷浩史の挑戦』（日本経済新聞出版社）と『問題児　三木谷浩史の育ち方』（幻冬舎）に、次のように記されている。

小学校1年生からアメリカで過ごし、3年生で帰国して日本の小学校に通い始めた三木谷氏は、落ち着きがなく、授業中も、おとなしく座っていられずにフラフラ歩き回ってしまうことがたびたびだった。このため、ひんぱんに廊下に立たされていたという。

「小学校一年生から六年生までの間、５段階評価でいうと彼の成績表を埋めているのは２と３ばかりで、５はひとつもない」（『問題児』　幻冬舎）

「小学校２年生の時の教師の所見の欄に、『直観力にすぐれていてぱっと気がつくのですが、そのあとじっくり考えることが少ないので、考えが深まってきません』と書かれているのはまだ好意的な表現で、『授業中に落ち着きを欠く』『学習中の姿勢がやや悪い』『服装をきちんとしている時が少ない』『身の回りの整理整頓に気をつけさせてください』『ノートの利用が少し乱雑』『忘れ物が少し多い』『人の話を聞いていない』などといった言葉が並んでいる」（同書）

このように少年時代の三木谷氏には、多動、不注意、集中力の障害などが認められ、おそらく小児科を受診すればＡＤＨＤと診断されたものと思われる。三木谷氏にとって幸いだったことは、彼の両親が三木谷氏のそういった特性を理解し、「きちんとした」「真っ当な」しつけを押しつけなかったことなのかもしれない。

神戸大の教授で日本金融学会の会長を務めた著名な経済学者の父、帰国子女であり総合商社で活躍していた母、医師になった姉、東大卒で研究者になった兄という「ハイスペックな」家族の中で、学校の成績が悪い三木谷氏は、〝落ちこぼれ〟的な存在だった。それでも**両親は〝興味があることは一心不乱に努力するが、関心のないことはまったくやらない〟という三木谷氏の特性を認め、勉強を強制することもなく、黙って見守っていたという。**

三木谷氏は、勉強に興味が持てないまま、両親の勧めで全寮制の中高一貫校に進学したが、成績は最下位に近く、不真面目な行動を繰り返していたため、公立中学に転校することとなった。

「中学にして煙草を吸い、パチンコ、麻雀、競馬に明け暮れていた。勉強はまったくしなかったが、好きなことにはとにかく集中する性格だから、パチンコは得意だった」（同書）

その後、地元の公立高校に通学することになったが、父に勧められたテニスに明け暮れ成績は不振だった。一時は料理人を目指して調理師の専門学校に進むことも検討したが、一橋大学出身の母方の祖父にあこがれて、「同じ大学に行きたい」と決意し、一浪の末に一橋大に合格した。

そして、その後の活躍ぶりは多くの人の知る通りである。『ファースト・ペンギン 楽天・三木谷浩史の挑戦』によれば、三木谷氏は、LCC、教育、農業、野球など、多岐にわたる話題を、相手のことなどお構いなしに、マシンガンのようにどんどん話し、周囲を置いてけぼりにすることもしばしばだという。著者である大西康之氏も、取材時に、興味がない質問をされると「早く終わってくれないかなあ」とばかりに、退屈な表情を隠さない三木谷氏について、〝記者泣かせ〟と述べている。

突破力と過剰集中

三木谷氏は、経営者の中でも異色の存在である。自分の信じる目標については、迷うことなく突っ走るし、政府や古い秩序と戦うこともいとわない。三木谷氏は、日本の企業の在り方について、次のように述べている（三木谷浩史氏ロングインタビュー：英語を社内公用語にしなければ、楽天は終わっていた　朝日新聞GLOBE＋　2021年3月17日配信）。

「最近よく『トランスフォーメーション』ということが言われていますが、『過去の常識が非常識になる』という時代が来ていると思うのです。世の中が根本的に変わっていく。これは単純に買い物がネットショッピングになるとか、そういうことではなくて、人びとの生活も変わるし、教育も変わってくだろうし、これからの10年でこれまで常識と思っていたフォーマットが変わると思う。こういう中で、ビジネスもある意味では、第2次世界大戦後と同じような大変革の状況にあると思った方がいいのではないか。そんなことを考えています」

「世界を見渡すと、米国や中国の人たちは大きく変化する未来を見据えながらそこに向かって仕事をするけれど、日本企業の社長さんたちはどうやって現状をキープするか、現状維持でどうやって自身の社長としてのターム（任期）を乗り切るか、ということを考えているように見えます」

「これから時代が大きく変わるのだから『次のステージに向かっていくぞ』というものがあっていいと思います。米国ではそういうものを称賛する文化があって、チャレンジャーを称賛する文化があると思うけど、日本だと、足を引っ張るじゃないですか。ひがみ根性というのかな。社会全体として、そういうものへの許容度も少ないように見える。そういう部分が、この国のよくないところだと思います」

三木谷氏の突破力は、プロ野球の楽天球団を設立したときにも発揮された。球団を買収したころの彼は、野球については素人だったという。しかし、黙ってみているだけでは、我慢ができなかった。彼は球団経営から、野球の戦術、技術まであらゆることを猛烈に勉強した。その結果、監督、コーチとも互角に議論できるまで、野球の知識が豊富となった。

しかし、こういった猪突猛進は、いつも成功するとは限らない。ＴＢＳの買収問題や医薬品のネット販売においては、力を尽くして戦ったにもかかわらず、苦い結果となった。いずれにしろ、どこまでもあきらめずにとことん追求する特性は、前述したエジソンの行動パターンとも類似したものがある。

この特徴をＡＤＨＤの特性と関連づけて述べるとすれば、エジソンと同様に、「過剰集中」と言ってもよいかもしれない。**ＡＤＨＤの人は、しばしばある物事に「はまる」と、その事柄に尋常ではない集中力を発揮する。こういったケースは美術家などの芸術的な分野や起業家においてもしばしばみられるものであり、三木谷氏の行動パターンもこれに類似している。**

この章においては、発明王エジソン、ベストセラー作家の森博嗣氏、楽天の三木谷氏などを例にあげて、彼らの「仕事」と発達障害の特性との関連について検討を行ったが、他にも著名な企業家などにおいては、明らかに発達障害の特徴を持つ人物をしばしばみかける。

三木谷氏も、マイクロソフトのビル・ゲイツ、グーグルのセルゲイ・ブリンとラリー・ペイジ、アマゾンのジェフ・ベゾスなどの名前をあげて、自分と同じタイプなのではないかと言及するとともに、「僕より、ぶっとんでますよ」と述べている。次の章では、企業家と発達障害という点に焦点をあてて、さらに具体的に検討を行いたい。

第3章
企業家と発達障害

自分の天才性＝特性

事業家、著述家の山口揚平氏は、天才とは、まずは自らの天才性を発掘し、その天才性に忠実に生きることによって作られるもので、天才＝「天才性を知ること」＋「天才性に忠実に生きること」と述べている。

山口氏は、「天才性」とは、個人が生まれたときに授かっている、他者とまったく異なる特性のことで、だれでも何らかの「天才」を持っていると述べている。しかし多くの人は自分の天才性に気がついていない。あるいは自分の天才性をある程度知っていても、社会に適合できずに結局、既存の仕事をしながら暮らしている人も多いと指摘している。

これを逆に言えば、**自分の天才性＝特性をはっきりと認識し、それをうまく活用できた人物が、科学の世界、芸術の世界、あるいは実業界での成功者となった**と言えるのかもしれない。しかし単に天才性を認識し活用するだけでは大きな成功を得るのは難しいように思える。それに加えて必要であるのは、大きな「志」であり、それに伴う公共性である。さらに彼らに共通しているのは、みな相当なワーカーホリックであることだ。

科学の世界でも、芸術の世界でも、「ここまで」という区切りがあるわけではない。真理は奥深いものであり、ある事実を発見したとしても、さらに隠された事実が存在していることが多い。

これは企業活動においても同様である。単に金儲けがしたいということで事業を成功させた場合には、ある程度の経済的な成功で満足してしまいかねない。時代や社会を変革する試みは、理想や志のあるところからしか生まれない。そういった意味において、個人商店を世界展開する大企業に発展させたニトリの会長の似鳥昭雄氏は大きな志を抱いていた。

株式会社ニトリの創業者

株式会社ニトリは、北海道札幌市に本社を置く家具の小売業を営む会社である。1967年に似鳥昭雄氏が創業し、一代で大手の家具企業にまで発展させた。2010年からは持株会社制に移行し、現在はニトリホールディングスの子会社となっている。

ニトリは北海道を中心に、南は沖縄県まで全国各地に約650店舗（2021年2月時点）を持ち、さらに台湾、中華人民共和国など、世界に約70店舗を展開している。また、「お、ねだん以上。ニトリ」という軽快なリズムのCMのキャッチコピーは広く知られている。

ニトリは単なる小売業に留まっていない。製造小売業（SPA）のノウハウを取り入れて、「海外原材料の仕入→現地生産→輸入→商品配送→店舗販売」までほぼグループ直営で行っている。

さらに札幌市、埼玉県白岡市に加えて全国数か所に拠点となる直営の物流センターを持ち、船の手配までも自前で行うことで、小売りだけでなく中間物流・配送まで自社による一貫体制をとっていることが特徴である。

ニトリは元来は家具店として出発したが、現在では家具に留まらず、ホームファッション全般を取り扱っている。このような事業展開については、スウェーデンの人気企業であるイケアを手本の一つにしているらしい。

落ちこぼれで発達障害の特性

今やこの分野のリーディングカンパニーになったニトリであるが、この会社をここまで育てあげたのは、創業者である似鳥昭雄氏である。驚くべきことに、似鳥氏は学校時代はまったくの落ちこぼれで発達障害の特性もあり、「先生の言うことが理解できない」「1分くらいしか集中して話を聞けない」「高学年になっても自分の名前を漢字で書けない」「片づけが苦手」など数々の問題を抱えていた。

雑誌「ＡＥＲＡ」のインタビューから、いくつかのエピソードを紹介してみよう。

――子供のころは勉強が苦手で、お母さんにうそをつかれたそうですね

「私は本当に勉強が苦手で、それで親を泣かせていました。成績表は５段階中の１と２ばかり。それで母に『成績っていうのは、１が一番よくて、その次が２なんだ』とうそを言ったら、母がそれを信じ込んでしまい、ご近所に『昭雄は勉強ができる。成績表は１と２ばっかりだ』と言いふらしていました。みんな、悪いと思ったのか何年間も本当のことを母に言わなかったのですが、あるときとうとう、『実は5が一番よくて、１が最低なんですよ』と言った人が出ました。母は『そんなはずはない！』と信じずに、学校の先生のところに行って問いただしたのです。そうしたら、『5が一番いいのだ』とわかりました。母は『親をだました』と泣いて怒り、私は叱られて、たたかれました。母が怒ったのは私の成績が悪かったからではなく、私がうそをついたからでした」

――落ちこぼれだった似鳥さんが、ニトリを創業するに至るには、何があったのでしょうか？

「学生のときは落第生で、サラリーマンをやっていたときにも営業成績は最低。そこもクビになって、一度はこき使われるのが嫌で逃げ出した父の会社に戻っても、火事を起こしてやめることになり、他にやることがなくなって、お金を借りて始めたのが、ニトリです。30坪の店で、1階が家具売場、2階が私の住居という個人商店でした。1967年、私が23歳のときです。けれども全然売上が上がらず、赤字続きでした」

ところが、2003年には、株式会社ニトリとして「100店舗、売上高1000億円、利益100億円」を達成している。さらにその後もニトリは成長を続け、2016年には年間売上8兆円のイオンの時価総額（1兆4247億円）を追い抜いている。

ニトリがこれほど大きな成功を収められたのは、「ロマン」と「ビジョン」があったからと似鳥氏は述べている。そのきっかけになったのが、27歳のときのアメリカへの視察旅行だった。

アメリカを自分の目でみて、アメリカのような豊かな生活を日本で実現したい、そのために企業を育てていきたいという明確なロマンと目的意識が生じ、それが今日につながっているという。

いたずら好きの子供時代

似鳥氏のルーツは、かつては日本領であった樺太にある。父方の祖先は南部藩の家老であったが、戊辰戦争で敗れた後、北海道に開拓民として移住してきた。父方の祖父は馬の売り買いを生業としていたが、大酒飲みで有名だった。

10人兄弟の４男だった似鳥氏の父は昭和10年代に樺太に移住、そこで母と結婚し農業に従事していた。似鳥氏が誕生したのは、１９４４年である。

樺太から帰還した後、北海道にもどった一家は、主にやみ米の販売で生計を立てていた。子供であった似鳥氏も家の仕事の手伝いをさせられた。似鳥氏の子供時代は過酷だった。少しでもミスをすると、両親からひんぱんに殴られたという。吹雪の中、やみ米の配達に駆り出されることも珍しくなかった。

似鳥氏は家だけでなく、学校でもたいへんな目にあっていた。まさにいじめられっ子で、「ヤミ屋、ヤミ屋」としょっちゅうののしられた。着ている衣服はつぎはぎだらけで、不格好な服で体も小さかったので、トイレに呼びつけられてはよく殴られた。

勉強は苦手で、先生が何を言っているのか理解できなかった。ただ「面白い」ことへの関心が強かった。授業はろくに聞いていないにもかかわらず、瞬間瞬間で先生の言葉尻をとらえて面白いことを言って、みなを笑わせていた。

教室の非常ボタンを押すなどのいたずらもひんぱんで先生から殴られることもあったが、周囲を驚かせる快感は忘れられず、いたずらをやめることはなかった。

中学生になってもひんぱんにいじめを受けたが、それでもいたずら好きは変わらなかった。よく体罰をする厳しい先生がいた。似鳥氏はひどい目にあわせようと思い、大中小の3つの花瓶に水を入れたまま、さかさまにして置いておいた。先生が教室にはいってくると、一番上の花瓶を持ちあげた。すると水がこぼれ落ちて、教壇はびちゃびちゃになった。先生がさらに花瓶を持ちあげると再び水浸しになり、先生の服もひどく濡れてしまった。怒り狂った先生は犯人探しを始めたが、ついにだれも口を割らなかったという。

中学でも勉強は苦手で、授業中は漫画ばかり描いていた。集中が続かずに、先生の言うことがまるで頭に入ってこなかったのだという。このため中学でも高校でもテストではよくカンニングをしていた。

自分で工夫をして厚紙のカンニング用紙をつけたゴムを肩に貼り付けて、答案を書くときにだけ用紙を引っ張りあげてカンニングを行ったこともあった。信頼できるカンニング仲間もうまく集めて乗り切った。評論家の佐藤優氏との対談では、似鳥氏は自分に集中力のないことを次のように述べている（「週刊新潮」２０２０年4月23日号）。

似鳥　そうですね。実は、私は何にも集中することができず、人の話もじっと聞くことができません。対人恐怖症もあり、接客でも、どもったり、汗が出てきたりして、うまくいかなかった。だから営業職で会社勤めをしていたとき、一件も契約できずクビになりました。そんな日々を送ってきましたから、目の前のことではなくて、常に遠くを、未来を見ようという習慣がついたんです。

佐藤　なるほど。最近、兼本浩祐さんという医師が書いた『発達障害の内側から見た世界』を読んだのですが、とても興味深い内容でした。人間の適性について、例えば、耕運機とスーパーカーを考えてみるわけです。耕運機で高速道路を走ったら、周りに迷惑だし、危険です。一方、スーパーカーが畑を走っても、耕すことはできない。要するに人それぞれ適した場所が違うという話で、自分の適性に合う場所にいればよいということが書いてありました。

似鳥　なるほど。私はきちんと話が聞けないし、試験でも固まってしまいます。だから日経新聞の「私の履歴書」で書いたように、高校も全部落ちて、コメ1俵を渡して裏口から入学した。これは本当のことです。勉強はできませんでしたが、好奇心は旺盛でしたね。誰にでも長所・短所はあるものだから、自分の適性を見つける努力をするのがよいですね。

似鳥氏の「特性」と企業ニトリ

似鳥氏の子供のころと言えば、集中力に欠け、片づけが苦手で、勉強に手がつかない。その一方でいたずら好きで、いつも周囲を笑わせようとチャンスをうかがっていた。

もちろん似鳥氏は病院で診断されたわけではないが、上記のような特徴は発達障害、特にADHDの可能性を示唆している。不注意さ、集中力のなさがみられる一方で、いつも何かしていないと落ち着かず、あたりをうろうろするだけでなく何かをしでかしてしまう。これはADHDの特性そのものであり、いつも目立つ存在であったことは、「トリックスター」の特徴にもあてはまっている。

けれども似鳥氏は、トリックスターで終わらなかった。道化を演じるトリックスターは、その破天荒で非常識な行動力によって時にはトップの存在までかけあがるが、瞬く間に失速して消え失せてしまう。

一方でニトリは、失速することなく、成長を持続した。似鳥氏によれば、その原動力であったのは、彼の無私の「志」であり、「住まいの豊かさを世界の人に提供しよう」というロマンであったという。さらにそのロマンを支えたのは、似鳥氏の迅速な行動力と発想の豊かさであった。以下に記すのは、似鳥氏の言葉である（『ニトリの働き方』大和書房）。

「ビジョンの達成のためには、常識の呪縛からぬけださなければならないのです。たとえていうなら、それまでは足で歩いていたものを、自転車に乗り換え、さらに自動車に乗り換え、そこからさらに飛行機に、さらにロケットに乗り換えるような異次元の発想の転換が必要になります」

「ビジョンが大きく、また遠くにあることで意欲は高まります。なぜなら、常識にとらわれない挑戦を繰り返し、得られた数々の成功と失敗は、他にない自分を成長させてくれる経験となるからです」

ここに述べられていることは、ＡＤＨＤの特性と共通点が多い。**特定のビジョンに過剰集中をし、「マインド・ワンダリング」による発想の豊かさを持ち、リスクのある行動も**

辞さないことを似鳥氏は勧めているが、これらはすべてＡＤＨＤと共通する性質である。似鳥氏の状態が診断に至るかどうかは不明であるが、企業ニトリが成長した哲学は、ＡＤＨＤの特性と関連していたと思われる。

華麗な経歴を持つ女性

著述家、評論家として活躍を続けている勝間和代さんは、多芸、多才というだけに留まらない圧倒的な才能とエネルギーを持つ人である。その一方で、勝間さんは、自らがＡＤＨＤであることを公表している。

勝間さんは、東京都葛飾区生まれで、実家はテープレコーダーのヘッドケースを製造する町工場を経営していた。

彼女は華麗な経歴を持っている。公立小学校を卒業後、慶應義塾中等部、慶應義塾女子高等学校を経て慶應義塾大学商学部を卒業、さらに早稲田大学大学院ファイナンス研究科で、ファイナンス修士（専門職）の学位を取得した。この間、高校時代から公認会計士試験の勉強を始め、23歳で公認会計士の３次試験に合格という快挙を成し遂げた。

勝間さんは、優秀なだけではなかった。コンピューターの知識も豊富で、中学生のころよりプログラムを作成し、ニフティサーブのウインドウズフォーラム・マルチメディア会議室のボードリーダーを務めていたこともあった。また、高度情報処理技術者の試験にも合格している。

職歴にも驚かされる。大学に在学中より監査法人に在籍していたが、その後、外資系の金融会社で、会計士、コンサルタント、あるいはトレーダー、アナリストとして勤務し相当な実績をあげた。２００７年に投資顧問業、経営コンサルタントとして独立、これ以後多くの著作を執筆し、メディアにもひんぱんに登場している。さらに内閣府などの専門委員を数多く務めている。

ADHDであると公表

勝間さんは、自分がＡＤＨＤであることを公表している。以前勝間さんにお話をうかがったとき、新幹線の切符などをひんぱんになくしてしまうので、最近は必ず同行者に渡して管理してもらっていると話されていた。また、自らの子供時代について、次のように述べている。

「自分の小学生時代を振り返ってみると、授業中、45分間じっと座っていなければいけないという状態が苦痛で仕方ありませんでした。だから、椅子をガタガタ揺らしたり、授業をまったく聞かないことでその苦痛をごまかしていた。

でも、私が子供のころはまだADHDという概念も先生方になく、『落ち着きがない子でしょうがないな』という程度で許容されていたと思います。宿題を忘れても、出席簿で頭をゴンと叩かれておしまい、忘れ物もしょっちゅうでしたが、友人たちが体操着や縦笛を貸してくれました」

ADHDの症状の一つに多動がある。多動と聞くと、多くの人は、じっと座っていられないで教室内をうろうろしてしまうといったシーンを想像するようであるが、そこまでの多動はあまりみられない。

実際は、勝間さんの話にあるように、じっと座っていることが苦手で、貧乏ゆすりをしたり、隣に話しかけたり、あるいは椅子をがたがた動かしたりといったことをしている例が多い。

このような状態なので、授業は上の空で教師の話をきちんと聞くことはなく、ぼんやりしたり、別のことを空想したりしていることになりやすい。勝間さんは、自らの進路の選択については、次のように述べている。

「私の場合、はっきりと診断を受けたわけではなかったのですが、高校時代にはもう自分の傾向に気付いていました。ですから、大学受験の際も、医学部に行く道もありえたのですが、ミスの多い私のような人間が、人様の命を預かってはいけないと思い、目指しませんでした」

「また、同じ会社でも様々な部署がありますが、お金を扱う経理部や、人事、総務など、アイディア勝負より緻密さが求められる仕事はほとんど向かないだろうと思っていました」

「新卒で入った会社では、上司から『どうしてもう少し真面目に仕事をしないのか』、『なぜもっと集中しないんだ』としょっちゅう怒られていました」

「私の場合は幸い、自分の性格、傾向が日本企業に向いていないとすぐに気付いたので、二十代で外資系企業に転職しました」

ＡＤＨＤに向いている職業、向いていない職業

ＡＤＨＤの特性から、向いている職業と向いていない職業がある。ＡＤＨＤでは、型にはまったきっちりとした仕事は苦手な人が多い。彼らには、おおざっぱに業務を与えられて、後は自分のペースで勝手に進められる環境が重要である。著述家、評論家として成功を収めてからも、勝間さんの不注意さは以前と変わらずにみられていた。

「……ただ困ることはあります。一番は事故とケガ。私は、年に1回はどこかにこすっていますし、大事故ではありませんが、ふと気付くと縁石に乗り上げていることがある。２０１１年にバイクで転倒したときも、突然目の前に物が見えたので、ブレーキを握ったらひっくりかえって右腕を骨折。今は大型バイクをやめて中型バイクにし、車は障害物センサー付きのものに乗っています」

――以前、新幹線のチケットをよくなくすというお話もされていましたね。

「これも年中行事ですね。紙の切符だとどこかへ行ってしまうので、基本的にはスイカやパスモのようなＩＣを利用しています」

――後で見つかることはあるんですか。

「ええ、後から別のポケットから出てきたり、スマホに張り付いていたり……。だから、生活に支障が出ないように様々な対策を立てています。

例えば、約束をうっかり忘れないよう、携帯電話で指定の時間にアラームが鳴るようなリマインダー機能を利用する。紛失した時に備えて鍵なども常に二つ携行しています」（「発達障害」医師と患者の対話　岩波明／勝間和代　「文藝春秋」２０１７年10月号）

「収束系」と「発散系」

勝間さんはＡＤＨＤの当事者である借金玉氏との対談において、さらに詳しく自らの状況について述べている。その一部を引用したい（東洋経済オンライン：勝間和代「発達障害でも挫折しなかった」ワケ）。

借金玉：……勝間さんのブログを読んでいると、かなり困っている症状を、なんとか工夫して「力でねじふせている」印象を受けます。iPadを何台か持っていらっしゃるのも、何か理由がありそうですね。

勝間：はい、iPad Pro 2台、iPad 2台、iPad mini 2台の合計6台を持っています。それぞれダイニングテーブルの上のパソコンのそば、台所の洗濯機の上のパソコンのそば、台所の調理台の上、仕事部屋のパソコンのそば、寝室の枕元、車のダッシュボードに置いてあります。

6台ある理由は簡単で、すぐなくすからです。複数のデバイスをクラウドでひも付けられるiPadは、1、2台なくしても壊れても大した影響がないんですよね。昔は携帯電話も2つ持っていて、人に番号を教えているほうの電話は家に置いて転送していたほどです。だいたいゴルフ場で落とすので。

借金玉：僕は逆に不安なので予備を持つようにしていて、名刺入れも3つ持っています。忘れ物をしても、あまり気にならないほうですか?

勝間：私は小学生の頃から忘れ物ばかりしていたので、その頃からすでに達観していました。教科書を持って帰ると忘れるので、全部学校に置いていましたし。リコーダーとか体操服も、必要なときにはだいたいないんですけど、忘れたら隣のクラスの友達に借りればいいと思っていましたから。

借金玉：まったく同じです。僕は自宅用と学校用に２セット買ったこともありました。でもそういうことをすると、先生から怒られなかったですか？

勝間：もちろん怒られていましたよ。テストでも解答用紙に名前を書き忘れて、何回も先生から呼び出されていましたからね。宿題も忘れるからしょっちゅう廊下に立たされたりしていましたけど、「スルー」してました。立たされることがあまりにも多すぎて慣れてしまっていたので。

借金玉：僕の場合、最初に金融機関で働いたことも大きな間違いでした。今考えれば、就職活動がうまくいったことに浮かれて、世間で「いい就職先」とされている価値観に流されて就職してしまったんですよね。

勝間：ＡＤＨＤだったら、金融機関は絶対にやめたほうがいいですよ！　私も大学卒業後、会計事務所に入りましたけど、半年で辞めましたから。

お客様関連の非常に重要な書類をなくしてしまったんです。「これはダメだ。すぐ辞めたほうがいい」と思いました。公認会計士の２次試験には19歳で合格したので、当時の最年少記録だったのですが、未練はありませんでした。

会計事務所とは反対に、私にとってマッキンゼーはとても働きやすい職場だったんですよ。

会計士は「収束系」、つまり「数字が正しいか、間違いがないか」を確認する仕事。何かをミスするたびに、減点されてしまいます。

一方の**マッキンゼーは「発散系」**で、アイデアビルディングをする仕事です。「こういうことやりたいんです」「こういうアイデアどう思いますか？」とどんどん提案する人が「価値を生む」として評価される。私たちは、後者が得意なんです。

アイデアビルディング

このアイデアビルディングが、ＡＤＨＤの思考の本質であり、特長である。マインド・ワンダリングの項目で述べたように、彼らの思考はひとところに留まらないで、あちこち浮遊する。思考がワンダリングしている際に、一見無関係なものが結びついて、新しい発見や企画に形成されるわけである。ＡＤＨＤの特性を持つ企業家の人たちの多くは、このようなプロセスの中で、新しい分野を開拓している。

勝間さん自身は著書の中で、仕事や事業に成功するためには、秀才である「アカデミック・スマート」ではなく、「ストリート・スマート」であることが必要であると述べている。このストリート・スマートのイメージとしては、状況理解・判断能力があり、人の気持ちの機微がわかり、独断的ではないが自立心が旺盛であることと述べている（『高学歴でも失敗する人、学歴なしでも成功する人』　勝間和代　小学館101新書）。

この能力があれば、答えがないところに、さまざまな自分の経験や知識をぶつけてアイデアを作りポジションをとることができるというが、ADHDの特性と重なる点が大きく興味深い。

革命児イーロン・マスク

イーロン・マスクは、今や世界有数の資産家である。同時に彼は、常にビジネス界におけるトップリーダーであり続けている。彼がCEOを務める電気自動車企業テスラ社は、世界のマーケットにおいてもっとも注目されている企業の一つである。ただその株価は、イーロンの奔放な発言によって、新興企業のように乱高下を繰り返している。

世界をリードする企業家であるイーロンのアイデアは、常に未来志向である。「人類を火星に移住させる」「ガソリン車をすべてなくす」などといった彼の目標は、達成することがまったく不可能のように思われたものの、今やその一部は実現しつつある。

現在のイーロンは、宇宙開発企業スペースXの創設者およびCEO、テスラの共同創設者およびCEO、さらにソーラーシティの会長などを務めている。2019年には、フォーブスが発表した「アメリカで最も革新的なリーダー」ランキングでアマゾンCEOのジェフ・ベゾスと並び第1位の評価を受けた。

イーロンは、南アフリカ共和国の富裕層の出身である。彼が育った時代は、アパルトヘイトの歴史の中でも多くの抗争が生じていた時期だった。

彼の父親は南アフリカ在住の電気関係の技術者で、自らの事業でかなりの成功を収めていた。一方、母親はカナダの出身で、その母方の祖父ジョシュアは型破りの特異な人物であった。彼は母国でカイロプラクティックの診療所を問題なく経営していたが、飛行機の操縦に興味を持ち、自ら運転して北米中を飛び回っていた。

そのジョシュアは、1950年に突然南アフリカへの移住を決めたのである。自宅も診療所も売り払い、一家そろって南アフリカのプレトリアに転居した。そこで彼は、以後は、アフリカからスコットランド、さらにオーストラリアへと自ら操縦桿を握って文字通り飛び回った。危険な状況に飛び込むことを好んだジョシュアの性質は、イーロンに受け継がれているようである。

イーロンは、10歳のときにプログラミングの勉強を開始し、12歳で彼が作成した最初の商業ソフトウェアBlastarが南アフリカの業界紙に掲載された。これは宇宙を舞台にしたSFゲームであった。このゲームについては、次のように説明されている。

「死の水素爆弾とステータスビーム装置を積んだエイリアンの宇宙船を破壊するのがミッションだ。スプライトとアニメーションが上手に生かされていて掲載に値すると判断した」

イーロン・マスクの生い立ち

以下のエピソードは、アシュリー・バンスによるイーロンの伝記に収録されている内容をもとにしている（『イーロン・マスク　未来を創る男』講談社）。

イーロンは子供時代から、周囲とはまるで違っていた。何よりも好奇心が旺盛だった。目についたものは、片っ端から何でも拾いあげた。早熟で頭のよさははっきりしていたが、気になる点もみられた。

母親によれば、ときどきぼーっとして、心ここにあらずといった状態になったのだという。そういうときには、話しかけても遠くをぼんやりとみるような目つきで、何も受け付けなくなってしまう。

「周囲からは、息子がまるで別世界に行ってしまったかのように見えるんです。今でもそういうところがありますけど」

他の子供が目の前で飛んだり跳ねたりしても、大声で呼びかけても、何事もなかったかのような顔をしていた。本人によれば、こういう状態のときは、「外界と遮断して一つのことに全神経を集中」させていて、心の目でイメージを細部まで明確にとらえることができるのだった。

ここで思い出すのは、エジソンのライバルであったニコラ・テスラのエピソードである。テスラの項で記載したように、彼もまたイーロンと同様に、**スイッチが入ると、頭の中でイメージだけで複雑な物体について細部までイメージを巡らすことが可能であった。**この2人は共通の能力を持っていたのかもしれない。

少年時代のイーロンは、本の虫だった。一家で買い物に出かけたときなどは、よくイーロンは行方不明になり、さがすと近くの書店のフロアに座り込み本を読みふけっていることがたびたびあったという。学校の図書館の本を読みつくしてしまうと、イーロンはブリタニカ百科事典を読み始めた。そしてその内容をすっかり覚えてしまい、歩く百科事典と呼ばれるようになった。母がパーティに連れていっても、話が面白くないと感じると、イーロンはテーブルの下に隠れて、勝手に読書を始めるのだった（『天才イーロン・マスク』桑原晃弥　経済界新書）。

しかし、イーロンは対人関係について得意とは言えない面があった。少年時代のイーロンは人の誤りを正さずにはいられないところがあり、そのため相手の神経を逆なでしてしまい、周囲の子供たちから浮いてしまう結果となった。

10歳のころイーロンは、父親からコモドール社のパソコンを買ってもらいこれに熱中した。このパソコンにはBasicの手引きがついていて、半年で勉強するようになっていたが、イーロンはわずか3日で一睡もせずにすべて習得してしまった。

それ以外にも当時のイーロンは、さまざまなことに手をつけた。爆弾やロケットを手作りしようとして、大けがをしそうになったこともある。こういったエピソードは、自宅で化学の実験を繰り返していたエジソンと共通している。

祖父ゆずりの危険な行動も好み、ゴーグルを装着して空気銃での撃ち合いをしたこともあり、オフロードでバイクレースをして放り出されて有刺鉄線に激突したこともあった。

もっとも思春期以降も友達関係ではうまくいかないことが多く、また友人関係が長続きせず、中学から高校にかけては転校を繰り返した。深刻ないじめの被害も何度か経験している。高校のころには、興味のある科目とない科目がはっきりし、関心のわかない勉強にはほとんど手をつけなかった。

1988年にイーロンは母方の親戚を頼ってカナダに移住したが、これは行き当たりばったりの行動で、事前に連絡をしたわけでもなくあてにしていた親戚がすでに転居していて途方に暮れたこともあった。イーロンは、親類の農場や穀物貯蔵所などで働きながら、カナダのクイーンズ大学を経てアメリカのペンシルベニア大学で経済学と物理学を学んだ。

やがて弟のキンバルも合流する。彼らは新聞から情報を得て興味のある人物をみつけると、いきなり電話をして「会ってランチをご一緒したい」と申し出ることを繰り返していた。こうして2人は、大リーグのマーケティングの責任者や、経済誌の記者、銀行の役員などに実際に会うことができた。

そうした中、イーロンは銀行家の娘クリスティと友人になったが、会っていきなり、「僕は電気自動車のことばかり考えているんだ。電気自動車のこと、考えたことある?」と彼女に話しかけた。クリスティは、「ハンサムで気さくだけど、相当オタクな感じ」とそのときの印象を語っている。

１９９５年にイーロンは、インターネットを使用した広告会社を起業し、さらに１９９９年には後のPayPal社の前身であるX.com社の共同設立者となった。こうした事業の売却により、イーロンは巨額の利益を手にした。

２００２年に宇宙輸送を可能にするロケットを製造開発するスペースX社を起業、２００４年には電気自動車ベンチャーであるテスラ・モーターズ社に出資し、その後会長およびＣＥＯに就任した。

アスペルガー症候群であるとカミングアウト

２０２１年５月、イーロン・マスクは、人気テレビ番組「サタデーナイトライブ（ＳＮＬ）」に出演中、**自らアスペルガー症候群であるとカミングアウトした。**イーロン・マスクは番組の冒頭で自らについて、長年続くＳＮＬで司会を務める「アスペルガーの最初の人物だ」と発言し、スタジオの観客から大きな歓声を浴びた。

イーロンは観客の前に登場すると、「私のしゃべり方には抑揚や変化があまりない。それでコメディー向きだと言われている」とジョークを述べ、「ＳＮＬの司会を務める、アスペルガーの最初の人物として今夜、歴史をつくっている」と続けたのであった。さらにイーロンは、ひんぱんに利用しているソーシャルメディアについても発言した。

「私は時々変なことを言ったり投稿したりするけど、それは脳の働きによるものだ」

「気分を害した人にはこう言いたい。私は画期的な電気自動車を考案し、ロケット船で火星に人を送ろうとしている。なのに、落ち着き払った、ふつうのやつだと思ったのかい？」

加えて番組の中で、暗号通貨のドージコインについても言及した。「母の日スペシャル」ということで、番組に登場した母親のメイさんが、「母の日のプレゼントを楽しみにしているわ。ドージコインでないことだけを願っているわ」とコメントしたところ、「それだよ。その通り」と返答し、ドージコインについて、「世界を席巻する制止できない乗り物」で、「詐欺みたいなもの」と述べたために、この発言直後、ドージコインの株価は急落している。

イーロンは、これまでSNSにおいて、世界有数の経営者とは思えない、突飛で衝動的な発言をしばしば行っている。たとえば、彼のソーシャルメディア上の発言が原因で、テスラなどの株価が急落することが何度か起きた。２０１８年４月１日のエイプリルフールには、「テスラ社が破綻した」というツイートを行い、株価を最大８％下落させた。また、タイで少年らが洞窟に閉じ込められる事故が起きたときには、現場で救助にあたったダイバーを「小児愛者の男」と呼び、批判を浴びた。

一方、職場でのイーロンは相当なハードワーカーで、その仕事ぶりは本書で記載したエジソンのものと共通点が多い。テスラの社員によれば、イーロンほど長時間働いている人間はいないし、デスクやテーブルの下で丸まって寝ている彼をよくみかけるという（『天才たちの習慣１００』教養総研　ＫＡＤＯＫＡＷＡ）。イーロン自身も次のように述べている。

「起きているときは常に働く。特に起業する人にはいっておきたいことです。他が週に50時間働くなら自分は１００時間働く。そうすると会社としては、本来の２倍仕事量をこなせたことになります」

イーロンは部下に対する要求も厳しく、無茶な仕事を押し付けたり、無遠慮な批判を繰り返したりすることもたびたびみられた。こういった点は、アップルの創業者であるスティーブ・ジョブズにそっくりである。しかし年齢とともにこうした点はあらたまり、形だけでも他人に共感を示したり、「そういう見方もありますね」などと述べたりすることも多くなった。

ところでイーロン・マスクは本当にアスペルガー症候群なのか。彼はそう言及しているが、その確実な根拠は明らかにされていないし、専門医に診断を受けたかどうかも不明である。彼が特異な人物であることは明らかであるが、診断に合致するかどうかはもう少し検討が必要であろう。

イーロンについて確実に言えるのは、途方もない記憶力と想像力を持っていること、特殊な夢想状態に入ることがあること、最近は軽減されたものの他人に配慮しない言動をしてしまうことなどがあげられる。またかなりのハードワーカーであり、不眠不休の仕事もいとわないことも特徴の一つである。

イーロンは対人関係に難点はあるが、学生時代も起業してからも、対立しながらも多くの人と交流をしている点は、典型的なASDらしくはない点である。また読書やプログラミングなどに過度に熱中する様子は、「特定のものへの興味の偏り」ととらえることもできる一方で、「過剰な集中」とも考えられる。

イーロンの対人関係の悪さは、「あまり考えずに余計なことまでつい言ってしまう」という特徴が影響しているもので、この点は「空気や場の雰囲気が読めない」ととらえることができる一方で、衝動性が強く自分の発言を抑制することが苦手であるともみることが可能である。

このようにみてみると、特定のものには過剰なまでの集中力を発揮するとともに、いたずら好きで、祖父と同様に危険を顧みない傾向の強いイーロンは、ＡＳＤというよりは、ＡＤＨＤの特性が基本にあると考えられる。

第4章
アートで発達障害を活かすには

芸術に関する能力は、発達障害と大きな関連を持っていることが多い。**ＡＳＤの特性は一般の人の持っていない「神」の視点を持つことが可能となるし、ＡＤＨＤによっては、作品に対する没入、過剰な集中をもたらし作品の完成度をより高くすることに貢献する。**この章においては、発達障害の特性を持つ芸術家について検討してみたい。

天才音楽家モーツァルト

まず、ヨーロッパの天才音楽家モーツァルトをとりあげてみよう。モーツァルトは１７５６年にオーストリアのザルツブルクで誕生し、１７９１年にウィーンで没している。ただし、モーツァルトの生誕時にはザルツブルクはオーストリア領ではなく、大司教が統治権を持つ自治領であった。

モーツァルトは、わずか36年に満たない短い生涯であったが、数多くの名曲を残している。父のレオポルトは、ザルツブルク大司教の宮廷楽団のバイオリン奏者（のち副楽長）をしており、作曲家としても活躍した人物である。彼は、幼児期からモーツァルトに音楽の英才教育を行った。モーツァルトは５歳のとき、最初の作品を書いたと言われている。

さらにレオポルトは、息子を音楽に関心の深い人々の前で披露して名声と報酬を得ようとし、ヨーロッパ中で演奏旅行を行ったが、このたび重なる旅行はモーツァルトにとって、ヨーロッパの各地の特色ある音楽を吸収する絶好の機会となった。

モーツァルトは6歳の誕生日前後に、ミュンヘンへの24日間の旅行を初めて経験した。翌1763年6月、7歳時に開始されたパリ－ロンドン旅行は、1766年11月（10歳）までの3年半近くにも及んだ。

この旅の中では、モーツァルトは各地の宮廷で演奏し、教会でオルガンを弾き、道中や仮住まいの家で作曲を行った。旅の途中では、各地の音楽家と親しく交流することができた。その後10代後半からモーツァルトはザルツブルクの宮廷音楽家として活動し、20代後半からはウィーンを本拠地として演奏活動、作曲活動を行った。

モーツァルトが生きた18世紀後半という時代は、ヨーロッパの絶対王政が行き詰まり、啓蒙主義が台頭しつつある時期であった。フランス革命が勃発したのは1789年で、モーツァルトの死の2年前であった。

『アマデウス』のモーツァルト

リバプール生まれのイギリスの劇作家、ピーター・シェーファーによる戯曲『アマデウス』は、１９７９年にロンドンのロイヤル・ナショナルシアターで初演された作品である。その後劇場を変えて上演され、さらにニューヨークのブロードウェイでも評判となった。

これに加えて１９８４年に映画化もされ、大変な人気作となった。その内容はモーツァルトの生涯を、同時代の音楽家サリエリの視点から描いたものである。アマデウスとは、「神に愛される」という意味で、モーツァルトのミドルネームでもある。もっとも石井宏氏によれば、生前のモーツァルトは、自らはこの名前を使っていないという（『モーツァルトは「アマデウス」ではない』集英社新書）。

シェーファーの戯曲では、話の冒頭は、老いたサリエリの独白から始まる。彼はモーツァルトの存在をねたみ、彼を抹殺しようとしたと告白する。もっとも、これは史実とは言えないらしいが、当時においてもモーツァルトが毒殺されたという噂は存在していたらしい。

実際のサリエリは経済的に成功し慈善活動にも熱心で、才能のある弟子や生活に困る弟子には支援を惜しまなかった。また、モーツァルトのミサ曲をたびたび演奏し、モーツァルトの才能を認めて親交を持っていたことが明らかとなっている。

一方でフィクションの中のサリエリはモーツァルトの音楽と才能は認めていたが、天賦の才能を持った彼を受け入れることができず、逆にモーツァルトを破滅させようと画策する。友人のような態度を示した一方で、裏に回ると、潜在的なライバルである彼の成功や出世を妨害したのだった。

シェーファーの『アマデウス』は、これまでのモーツァルトのイメージを覆す画期的な作品であった。その中でのモーツァルトは多くの人が思い描いている「歴史に残る大音楽家」というイメージからはほど遠く、天真爛漫でどんな場面でもお構いなしに自由に振舞う人物として描かれている。高笑いをしながら女性を追いかけまわしたり、借金を重ねたりする様子は、フィクションではあるが実際の姿に近かったのかもしれない。

戯曲の中でモーツァルトの初めて登場する場面は、強烈なインパクトのあるシーンである。後に妻となる恋人コンスタンツェの後を追っての登場である。

突然、はでな鬘《かつら》とはでな服をまとい、大きな目をした、青白い小柄な男があとを追って駆けこんできて、鼠を捕える猫よろしく、舞台中央でじっと動きをとめる。（中略）

彼は、著しく落ち着きを欠き、手や足をほとんど絶え間なく動かしている。声はかん高い。そして、一度聞いたら忘れようのない高笑い……耳ざわりな、幼児のような忍び笑いを絶えずもらす。

モーツァルト　ミャーオ！
コンスタンツェ　チュー！
モーツァルト　ミャーオ！　ミャーオ！　ミャーオウ！
（『ピーター・シェーファーⅠ』ハヤカワ演劇文庫）

モーツァルトの実像

実際、現実のモーツァルトは、いつも落ち着きがなく終始手足を動かし、その甲高い声は人々を不快にさせたらしい。モーツァルトの物言いはしばしば一方的で周囲の意見を聞こうとしないため、傲慢な人物とみなされ、周囲の人は彼から離れていった。

さらにモーツァルトは短気でかっとなりやすく気分が不安定になりやすい上に、よく考えもせずに物事を直感的に判断してしまうことが多かったが、その一方で終生子供のように純粋で無邪気な面も持っていた。

本人は周囲に暴言を吐くことが多く、「親父の言ったことは正しかった。お前は口に南京錠を掛けてろってね、いつも言われていたんです」などと述べ、自分の態度に問題があることも理解していたようである。石井宏氏は、モーツァルトの人物像を次のように述べている。

「ふるさとがなかったのと同様に、彼には少年時代からの仲の良い友人というのもなかった。猥雑な冗談を言い合い、カードや玉突き、ダンスなどに興じる〝友人〟はいたが、刎《ふん》頸《けい》の友と呼べるようなものはいなかった」

「同時代の歌手のマイケル・ケリーはモーツァルトの性格を評して『まるで火薬のようにすぐに火が点く』と言っているが、彼に火を点け爆発させるには、彼の芸術に対するプライドを刺激するだけでよかった」

豊田泰氏の評論『モーツァルト』（文芸社）によれば、**モーツァルトは家事の処理、金銭の使い方、遊びに興じた際の節度などにはまったく無頓着だった。またモーツァルトは、ひどく熱中するが物ぐさな面も多く、中庸ということがなかった。**

彼の生徒の回想によれば、モーツァルトは落ち着きがなく、レッスンの途中で急に飛び上がり、テーブルや椅子をぴょんぴょん飛び越えて、猫の鳴きまねをしてとんぼ返りをすることもあった。

また生活面でも安定した暮らしが送れずに、引っ越しを何度も繰り返した。金銭的にも無頓着で、高級住宅地に住んだり、馬車を買って乗り回したり、理髪師を毎日自宅に呼んだりと浪費を繰り返した。

ウィーンで有名になったモーツァルトにはかなりの収入があったにもかかわらず、常に周囲に借金を重ねていた。彼がひんぱんに借金を重ねていたのはどうしてなのか。借金の目的は、ギャンブルによる借金の穴埋めだったらしい。

同時代人の証言によれば、「モーツァルトはトランプ賭博や賭けビリヤードに血道を上げる賭博狂」であったと評されている。モーツァルトは、「妻が病気なので」とか、「妻が保養旅行に行くので」とか理由をこじつけて金を借りようとしていたが、実は多くがギャンブルの借金のせいだった。

衝動的で落ち着きがなく、ギャンブル好きのモーツァルトはＡＤＨＤの特性を持っていたと思われる。モーツァルトが各地の宮廷に願い出てもなかなか条件のよい職を得ることができなかったのは、この特徴が影響していたのかもしれない。

モーツァルトの手紙

モーツァルトには、多数の手紙が残されている。その大部分は深遠な芸術論というようなものではなく、家族など身近な人に宛てた身辺雑記的なものが多いが、借金の依頼の手紙なども現存している（『モーツァルトの手紙（上）（下）』　柴田治三郎編訳　岩波文庫）。

以下に示す文章は、モーツァルトがウィーンの裕福な商人で後援者のブーホベルクに宛てた手紙の一部である。

「あなたが私の真の友人であることを、そしてあなたが私を正直な男だとお考えになっていることを確信していますので、私は元気が出て、自分の心を打ち明け、次のようなお願いを申し上げる次第です。（中略）

もし私に対して愛と友情をおもちになり、千ないし二千グルデンを一年か二年の期限で、適当な利子をとってご用立て下さるならば、それこそ私が仕事をして行くのに大助かりとなります。（中略）

そこでご返事を、と言ってもいいご返事を、首を長くして待っています。そして、なぜか私はあなたを、自分の友人を、しかし真の友人を、自分の同志を、しかし真の同志を、自分に力がある場合にはきっと援助するような、私と同様の男子だと思っています」(『モーツァルトの手紙(下)』 柴田治三郎編訳 岩波文庫)。

加えて、何の脈絡もなく世界の大洋や大陸の名前を列挙したり、文脈に関係ないエピソードを唐突に記したりする手紙もみられる。さらに興味深く驚かされるのは、従妹のベーズレに宛てた、「ベーズレ書簡」である。

1758年生まれのベーズレ(マリア・アンナ・テークラ)は、父・レオポルトの弟フランツの娘で、モーツァルトの従妹にあたり、一時は恋人関係にあったとも伝えられている。

ベーズレへの手紙は、芸術家にふさわしくない内容とされ、モーツァルトの妻などによって大部分が破棄されたが、現在まで残存している6通の「ベーズレ書簡」には、以下のような「下品」な記述が多数みられている。

「最愛の従妹ちゃん、小兎ちゃん! (中略)

ぼくの肖像画を送ってくれなきゃ、誓ってきみの鼻の上にウンコをたれるぞ。そうすりゃ、あごの下までブランコだ！――いまでもぼくのこと好きかなあ　ぼくはそう思うけど！結構、結構コケッコー！

さあ、お休み。花壇の中でバリバリっとウンコしなさい。では、さよおなら。ありゃ、お尻が火のように燃えてきたぞ！　こりゃ何事だ！　きっとウンコちゃんのお出ましだな？……」

「マンハイムがどんなにぼくの気に入ったかって？　従妹ちゃんがいないところなら、どこだって同じさ。きたない字でごめんね。ペンがもう古くて。ぼくは確かにもう22年近くも同じ穴からウンコしてきたけれど、それでもまだその穴はすり切れていないのにね！」

（『モーツァルトの手紙』　高橋英郎　小学館）

このベーズレ書簡から、モーツァルトにスカトロジーの傾向があったと語られることもあるが、当時の南ドイツでは親しい者同士では、このような会話は日常的なものであったという主張もみられる。

さらに注目すべき点は、日本語訳ではわかりづらいが、文中にはかなりの言葉遊びがみられる点である。語呂合わせのために無意味な言葉をつけ加えたり、言葉を反復したり、あるいは語順を入れ替えたり、綴りを逆にしている部分もみられている。このような諧謔《かいぎゃく》性への志向は、モーツァルトの基本的な特性と一致していると思われ、いたずら好きが多いADHDの性質を示しているようだ。

前述の石井宏氏は、こうした下品な表現はモーツァルトが浮かれてハイになったときに口に出てくる言葉をそのまま綴ったものであろうと指摘している（『モーツァルトは「アマデウス」ではない』 集英社新書）。

石井氏はこうした言葉遊びがモーツァルトの生活習慣の一部であった証拠として、猥雑な言葉によるカノンを彼が多数作詞作曲していたことをあげている。石井氏の示した例を記載しておこう。以下のカノンは「お休み」という挨拶を、ラテン語、イタリア語、フランス語、英語、ドイツ語で書いたもので、１７８８年に作曲された。

Bona nox, bist a rechta Ox
Bona notte, liebe Lotte
Bonne nuit, pfui, pfui

Good night, good night
Heut müßma noch weit
Gute Nacht, gute nacht
Schß ins Bertt daß kracht

日本語にすると、次のような珍妙なものになるという。

ボナ・ノックス、ノックする
ボナ・ノッテ、飛び乗って
ボヌ・ニュイ、チチンプイ
グッナイ、グッナイ
きょうはまだある
グーテ・ナハト・グーテ・ナハト
ベッドで糞してぶっとばせ

サヴァン症候群

日本においても、名の知れた美術家、漫画家や俳優など芸術的な職業において、発達障害の特性を持った人が散見される。

ＡＳＤやＡＤＨＤには、共感覚などさまざまな特異な症状が伴うことがある。このような中でもっともよく知られているのが、「サヴァン症候群」である。

サヴァン症候群とは、特殊な計算能力や膨大な記憶力などを示すもので、発達障害や知的障害に伴ってみられることが多い。この突出した能力を、「才能の小島」と呼ぶことがある。

サヴァン症候群に関する最初の報告は、１７８３年にドイツ人の作家カール・フィリップ・モリッツによるものである。彼は10歳程度の知能にもかかわらず、驚異的な記憶力と計算能力を示すイギリス人の例を報告した。

その後の１８８７年、ダウン症の発見者である医師のラングドン・ダウンは、「イディオ・サヴァン」（白痴の天才）という概念を提唱した。ダウンは先天的な知的障害にもかかわらず、特異な才能を持つ10症例について報告したが、その中にはギボンの『ローマ帝国衰亡史』をすべて記憶しているケースもあった。

放浪の画家として知られる山下清は、このサヴァン症候群に該当する人であったと考えられる。清の才能を見出したのは、精神科医の式場隆三郎であり、ルソーに似ていると評している。清は放浪中、一枚のスケッチもメモもとらなかったが、その驚異的な映像記憶によって施設に帰って数か月たってから風景の細かい部分まで再現し、多数の作品を残している。

清の甥である山下浩氏は、清との生活について次のように述べている。この発言の中にも、常同的な行動パターンや過剰な記憶力などＡＳＤの特徴が明確に示されている。

「私の部屋の隣がおじのアトリエ兼寝室で、制作中は没頭していて、勝手に入っても怒られたことはありません。ただ、一日のリズムが決まっていて、正午昼寝と決めたら、制作がヤマ場に入っても、正午にはピタリとやめ、再開予定の時間にはすぐに詰めていました」「すごい記憶力でしたが、写実ではなく、美しいイメージとして残ったものを細密に再現する独特の表現でした」（東京新聞　２０２1年7月6日）

ピカソとADHD

20世紀におけるもっとも高名な芸術家の一人であるパブロ・ピカソは、ＡＤＨＤの特性を持っていたと考えられている。

1881年にスペイン南部アンダルシア地方のマラガ市に生まれたピカソは、出生時には重度の仮死状態であった。けれどもその後の発育は順調だった。彼の父親は国立美術学校の教師であり、自らも画家だった。

母マリアによれば、ピカソは口を利く前から絵を描くことができ、最初に口にした言葉は「ピス」（鉛筆の幼児語）であったという。

ピカソの生涯については、ジェーム・サバルテスなどによるいくつかの伝記や評伝が出版されている。ピカソが天賦の才能を持った天才であったことに異論はないが、ピカソの資料の中に記載されているピカソ自身の発言は、幾分誇張されたものが多いようである。

ピカソは小学生のころから落ち着きがない子供で、授業中に勝手に席を立ったり、ひたすらノートに落書きしたりしていた。学校で悪いことをして「独房」に入れられると、好きなだけ絵を描けると喜んだという。一方で当時から、記憶力には抜群のものがあった。小学校での様子は次のようだった。

「しつけは厳しく、授業はくだらなかった。ピカソは足をばたつかせ、悲鳴をあげながら、引きずってでも学校に連れていこうとする父親や口髭の生えた女中に抗った。ピカソはまた授業が始まるとすぐに窓際に駆け寄り、向かいに住む叔父の家族の誰かの注意を惹きつけて、自分を救い出しに学校まで来てもらおうとしたとも語っている」（『ピカソⅠ』 ジョン・リチャードソン　白水社）

ピカソは思春期になるとさらに反抗的となり、父や学校の教師と対立した。中学校は中退し、その後も家出を繰り返した。こういった落ち着きのなさと衝動性は、成人してからも持続していた。パリ時代のパートナーであったフェルナンド・オリヴィエは、ピカソを「落ち着かず、人を落ち着かせない」人だと述べている。ピカソは常にエネルギッシュでさまざまなことに取り組んだが、興味や関心を示すものが次々と変化する傾向が強かった。ピカソ自らも、注意、集中が難しいことを次のように述べている。

「注意を集中することにどんなに僕が苦労したか、君には想像できないだろう。注意を集中しようと思っても、別の考えに惑わされて混乱してしまうのだ」

この特徴は、前述したマインド・ワンダリングそのものである。この状態では常に新しい考えが浮かんできて、一つのことになかなか集中ができなくなる。このためあまり興味を感じない学校の勉強にはどうしてもうまく取り組めなかったが、その一方で、絵を描くことに関してだけは、超人的な集中力を発揮していた。ピカソは絵を描くことには、飽きることなくいつまでも取り組むことが可能だった。これはADHDの特徴である「過剰集中」と考えられる。

美術史的には、ピカソの作風は、年代ごとに大きく変化していることが指摘されている。この点は精神医学の視点からみると、発想が豊かで時には過剰となり、常に新奇なものを追い求めた結果であると考えられる。

ピカソは、次々にアイデアを思いつく傾向があり、すぐに新しい魅力的なアイデアが頭をよぎるために、何かをやり遂げる前に次のことへ移ってしまうことがよくみられた。

こうした傾向の背後には、衝動性の強さと新奇なものを強く求める傾向（センセーション・シーキング）が存在していた。絵画の制作においても、緻密に計画を立てるというよりは、自らの勢いに任せて熱狂的、衝動的に絵を描くことが多かった。

ピカソはいつもポケットにノートを入れておき、何かアイデアを思いつくとノートを取り出して書き留めていた。ピカソは忘れっぽい傾向があり、その対策として、このような対応をしていた。これは現在のADHDの人が、自分の業務や上司からの指示をしっかりメモしているのと似ている面があるとともに、後述するレオナルド・ダ・ヴィンチとも共通点がある。

ピカソの生活は不規則で、夜型のライフスタイルを続けていた。また整理が苦手で、部屋は無秩序で、小物、ガラクタ、書籍、自分の作品などが積み上げられていた。

さらにピカソは、人との約束を守らなかったり、忘れたりすることもひんぱんだった。仕事の締め切りを守らないことも多かった。重要な仕事でも、興味を持てないものなら、先延ばしにする傾向が強かったのである。こうしたことは天才の気まぐれという面だけでなく、ADHDの特性と関連していたとも考えられる。

ダ・ヴィンチの過剰集中と先延ばし

ルネッサンス時代の美術界の巨匠であり「万能の天才」であったレオナルド・ダ・ヴィンチについては、以前から「学習障害」の特徴があった可能性を海外の研究者から指摘されている。

その根拠としてあげられるのは、「生涯、鏡文字を書いていた」点である。鏡文字とは上下はそのままで左右を反転させた文字で、鏡文字で文章を書くと文字の進行方向が左右逆になる。この鏡文字については、学習障害（LD）で認められることが多い。

その一方最近では、ダ・ヴィンチはADHDであったという説が提唱されている。絵画の制作などにおいて、ダ・ヴィンチの集中力にはかなりのムラがあった。「最後の晩餐」の制作に取り組んだ際は、数日間夜明けから夕暮れまで食事もとらずに絵画制作に没頭したかと思うと、まったく絵筆に触れなかった時期もみられた。

ダ・ヴィンチは、絵を完成させるまでかなりの時間を必要とすることが多かった。上記の「最後の晩餐」は3年で完成させたが、モナリザは描き始めては中断することを繰り返して、16年もかかった。また作品を途中で投げ出すこともまれではなかった。このように過剰集中の傾向と先延ばしは、ADHDの特性と類似しているように思える。

ウォルター・アイザックソンの伝記にも、ダ・ヴィンチが特定のことには過剰に集中する一方で、忘れっぽく先延ばしにする傾向が強いことが記されている。ダ・ヴィンチの父親は、彼について以下のように述べている。

「息子は絵を描くことや彫刻が何より好きで、他のことはまったく手につかないことをわかっていた」（『レオナルド・ダ・ヴィンチ　上』文藝春秋）

ダ・ヴィンチは小児期に実用的な算術を教える「そろばん学校」に通っていた。そのときの様子について、エジソンの小児期に似ているエピソードがある。

「『レオナルドが算術を学んだのはほんの数か月にすぎなかったが、次々と疑問や難題を投げかけて教師を困らせた』。レオナルドはあまりに多くのことに興味を持ち過ぎ、気が散りやすかったと指摘している」

またダ・ヴィンチは絵の修行のために、ヴェロッキオに弟子入りし、その工房で仕事をしていた。その際にも、彼の生来の特徴がよくみられている。

「レオナルドはあらゆる面で師を超えたが、気が散りやすく仕事を途中で放り出すこと、絵の完成まで時間がかかることにかけても師のはるかに上をいっていた」

ダ・ヴィンチＡＳＤ説

上記のように、ダ・ヴィンチにおけるＡＤＨＤの特性は明らかと思われるが、一方でＡ

SDではないかという主張もみられている。綾田すみれ氏は、「歴史的業績を残した人物に関する発達障害についての研究」という論文において、ダ・ヴィンチにおける発達障害的な特徴を伝記などから以下のように列挙し、その結果としてASD説を提唱した。

①動物に強い親近感を持っていた。
②子ども時代人を驚かすために箱に入れてトカゲを飼っていた。そしてこのトカゲに翼や角やひげなどを水銀でできた合金でくっつけていた。
③書く字は鏡像文字であり，右から左へと逆に鏡文字として書かれていた。
④絞首刑として処刑されたベルナルド・ディ・バンディーノ・バロンチェッリのつるされた死体をその場でスケッチし，着ていた服などについての細かい記載をしている。
⑤「最後の晩餐」作成時には，日の出から黄昏の時間まで筆を持ったまま黙然と座っていたかと思えば，寝食を忘れて描き続けたり，また3・4日壁画に触れずにただ熟考・観察をしていたかと思えば人体相互の姿体を調べては合点して何時間も時を過ごした。時には1・2筆描き加えたかと思うとどこかに急ぎ足で立ち去ったりもしていた。
⑥「鏡に映っているように描きだすこと」が最も優れた表現方法であるとしていた。

⑦解剖の際には蝋燭の火のもとで人間の目を解剖したり，死体と同じ部屋で平然と過ごしたりしていたという。
⑧徒弟に使った衣服代・徒弟が盗んだ金額などを全てノートに記録していた。
⑨メモ書きには買おうと思っている書物の名前の一覧やそれを丹念に集めたり，単語帳の様なものも書かれていたりした。手稿の大半は自然観察のメモであり，科学上の実験，論証，断想の類，絵画・彫刻などに関する理論的・技術的論述である。身近なメモや日常生活に関する記録は甚だ稀であった。
⑩ノートは大量にあり，その手稿の中ではレオナルドは自身の内面（感情）についてや身内，女性のことはほとんど語っていない。しかし，気になったことや大事なこと，親の死んだ時刻などについて書く文の時は，同じ文面を2回書くという癖がある。
⑪若い時期から水や風に対する興味が強く，絵で描いてみたり飛行機を考えてみたりとしていた。その水に対する関心の強さから水流の変化を克明に描いたスケッチを何枚も残している。

この中で綾田氏は、①、④、⑥、⑦、⑧、⑨、⑩、⑪をＡＳＤの診断の根拠としてあげている。しかしながら、綾田氏はもっとも肝心な部分を評価できていないようである。それはダ・ヴィンチはきさくでフレンドリーで多くの友人がいて、対人関係にまったく問題はなかったという点である。前述したアイザックソンの著作には以下の記載がある。

……レオナルドには人を惹きつける魅力があり、多くの友人がいたことは明らかだ。「愛すべき人柄は誰からも愛された。レオナルドとの会話は楽しく、誰もが彼の虜となった」（ヴァザーリ）と言い、ミラノで実際レオナルドと出会ったことのあるパオロ・ジョビオも同じようにその好ましい人柄を語っている。「レオナルドは親しみやすく、頭脳明晰で、寛容だった。その表情は生き生きとして優雅である。発明の才能は驚くばかりで、美とエレガンス、とりわけ芸能に関する権威だった」。だから親しい友人が大勢いた。

このようなダ・ヴィンチの対人関係は、集団から孤立しほとんど親しい友人がいないことが多いＡＳＤの特徴とは対極的であり、この点だけからも彼がＡＳＤであるという診断は考えられない。

そういった観点から綾田氏のあげている項目を再検討してみよう。②のいたずら好きの点は、ＡＤＨＤに多い特徴であり、⑤についても前述したようにＡＤＨＤの特性にあてはまっている。④および⑦〜⑪は特定のことへのこだわりとみればＡＳＤ的であるが、興味を持ったものに対する「過剰集中」的な行動と考えればＡＤＨＤの特性と考えられる。

このように美術界だけではなく、科学の分野においても多くの功績を残した「天才」レオナルド・ダ・ヴィンチが、断定することはできないものの、**ＡＤＨＤの特性を持っていたことは、ＡＤＨＤと創造性の関連を検討する上で重要な視点を提供するものと考えられる。**

漫画家、沖田×華さんの学生時代

２００８年に漫画家デビューし、２０１８年には『透明なゆりかご』（講談社）で第42回講談社漫画賞を受賞した沖田×華さんは、異色の経歴の持ち主である。富山県出身の沖田さんは、小学校から中学校にかけて、何度か病院の小児科などを受診し、ＡＤＨＤ、ＬＤ、アスペルガー症候群の診断を受けている。

看護師の資格を持ち病院での勤務経験のある沖田さんは、現在ではいくつもの連載を抱える売れっ子の漫画家である。だがその一方で、発達障害の特性とはうまく折り合いをつけながら暮らしているようだ。

沖田さんは、子供時代から、周囲とのコミュニケーションのギャップを感じていた。この点について、彼女は、次のように述べている。

「あまりにスゴ過ぎたせいで、今まで同窓会に一度も呼ばれたことがないぐらい。小中は共学、高校は女子校だったんですけど、本当に嫌われまくってました。

小学校で女子どうし『○○くんが好き』って話になりますよね。それを相手の男の子に言ってしまうんですよ。『○○ちゃんが好きなんだって』とか。そうやってことごとく関係を壊していくから、ラブラブクラッシャーって言われてた」

沖田さんに話が通じないため、第三者が介入することもよくあった。「こういうことされてすごいムカつくんだけど、沖田はわかってくれないの。どうしたらいい?」と相談する。すると沖田さんは裏に呼ばれて、全員からバッシングを受けたのだという。けれども本人は自分のしたことをよく覚えていないのだった。

友人はいたが、「普通の」関係はなかなか持てなかった。友達の家に遊びに行ったときのことを次のように述べている。

「友達の家に行っても友達と遊ばないで、漫画見ちゃうんです。部屋で、『ドラえもん』

を見つけたらそればっかり読んじゃう。友達がゲームしてるときもずっと本を読んでました。私は遊びに参加しているつもりなんですけど、いつも一人で勝手なことをしていた。……で、ある日友達終了の日がある。もう遊びに来ないで、と言い渡される」

　そう言われても、沖田さんはその理由がわからずにやはり遊びに行ってしまう。その子が居留守を使っても、勝手に家に入っていってしまうこともあった。

　耳からの情報が苦手で、友達の話も先生の話もきちんと聞くことができずに頭の中に定着しなかった。まったく人の話が聞こえていないので、小学校1年のときに「耳の検査をしてください」と言われたこともあった。

「忘れ物も多かった。宿題を忘れるし、ものもよくなくした。ランドセルを持っていくのを忘れることもあった。両手が自由になっていないといやだから、傘もしょっちゅう忘れたし、靴もなぜかよくなくしていた」

　学校のクラスでは、よくしゃべる生徒だった。その様子について、沖田さんは次のように述べている。

「めちゃくちゃしゃべりますね。しゃべってはいるんですけども、今思うと自分が思いついたことだけしゃべっていました。多分ADHDの特性だと思うんですが、頭が静かなときが全くなくて、ボコボコいろんな情報が頭に勝手に出てくるんですね。

昨日おもしろかったテレビだとか、昨日見た漫画だったりをばーっとしゃべる。私は会話に主語がないとよく言われるんですけれども、それは何でだろうと思ってたら、自分にしかその情報が見えてなくて、無意識のうちに相手もそれをわかってるだろうという感じで、いきなり漫画の話をぶち込んできたり、全然関係ない天気の話をぶち込んできたりして、みんな困ってるという感じでした」

言ってはいけないことを、つい言ってしまうこともよくあった。しゃべっているとどうしてもテンションが高くなってしまい、「言っちゃいけない」というところまですぐ到達してしまう。「なんか変なこと言ってるな」と思っても、自分の言いたいことは全部言わないと、次の話題に行けないから、やめられなかった。このため子供のころも、20代になってからも、トラブルの連続だった。

自分の発言がおかしいと思われていることに気がついたのは、中学生ぐらいのときだった。自分の言った言葉で相手が変な顔をして「アレ?」って思うようになった。ただ、意識して失言に気をつけようと思い始めたのは、30代になって漫画家として仕事をするようになってからである。

最近では、**相手の話を「聞く」というのが重要であることが理解できるようになってきた。たとえば、「相手の話を聞くポーズをとる」ことを心がけるようになるだけでも、会話でのトラブルが減った気がしている。**自分からしゃべると、本人としては面白いことを言っているつもりでも、余計なことを言ってしまっていることがよくあった。

漫画家になってからは、契約書や税金関係の書類の処理で苦労が絶えなかった。書類関係はどうがんばっても自分では無理なので、「人の手を借りる」ことにしている。契約書は夫に保管してもらって、税金に関しては、段ボールに集めた領収書をまったく整理せずに税理士にそのまま渡している。

日本の社会に対して沖田さんは、次のように述べている。

「みんなが同じ行動、同じ学力、同じ協調性というのは私たちにはすごく困難で、特にそれは社会人になってから求められるものですが、私はこっちが得意でこっちはだめというのがものすごくあって、この差が排除みたいなものの一つになっているのかなと思います。それはそれで、じゃあこっちの得意分野に行きましょうとなってくれたらいいですが、『使えないやつ』となりがちなので、そうならないような社会に、仕事もそうですが、なってくれたらいいなと思います」

ＡＤＨＤの落語家

柳家花緑《やなぎやかろく》さんは、真打の落語家である。母方の祖父は、人間国宝であった五代目柳家小さんで、花緑さんの師匠でもあった。花緑さんは、子供のころからＬＤとＡＤＨＤの特性を持っていたことを自ら明らかにし、次のように述べている。

「子どものころは、とにかく文字を認識するのに時間がかかり、それを音にするのもすごく大変でした。だから、音読ができないんです」

「みんなが読み終わっても、僕だけ読みきれない。ものすごくスピードがかかります」

「ただ、字が読めないために勉強全般に興味がなくなりました。教科書が読めないし、黒板に書かれたことをノートに書き写すこともできないので、クラスメイトが先に進むのに、おいていかれてどんどん差が広がっていく。宿題を出されても、字を読むのが苦手だから宿題もできない。その積み重ねで、勉強からますます遠ざかっていく」

このような**読字障害（ディスレクシア）に加えて、花緑さんにはＡＤＨＤの特性もみられた。**小学校の通知表の担任教師の所見欄に、「気が散って学習に身が入りません。調子にのるととどまるところを知りません」と記載されていて、授業中も落ち着かずよくおしゃべりをしていたという。

また以前は、周囲に対する配慮がうまくできない傾向もみられた。この点について花緑さんは次のように述べている。

「若いころの僕は、まさにそうでした。22歳で真打になりましたが、仲間やお客さんといるとき、会話を振られると、いつまでも自分が舵《かじ》を握って話し続けてしまう。それで結局、みんなが疲れてしまうんです。話し終ってパッとまわりを見ると、『はぁ〜っ』って感じが見える。そこで『あぁ、またしゃべりすぎちゃった』と、後悔するわけです。

一時期それで、ちょっと評判が悪くなって。20代のころは劣等感情が強く、自己肯定感が低かったこともあって、『僕がいけなかったんだ』と、落ち込むこともありました」

けれどもある時点から花緑さんは、自分のそういう傾向に気がつき、軌道修正することを試みていた。ただ現在でも、インタビューを受けるときなど、話があっちこっちに広がって止まらなくなることがあるという。これは**ＡＤＨＤの人にみられるマインド・ワンダリングの特性である。**

花緑さんは集中することは苦手と言うものの、仕事にしている落語には打ち込み、長い噺もしっかり記憶できている。この点については次のように述べている。落語に関して、いわゆる**「過剰集中」のスイッチが入っているようにも思える。**

岩波　集中は続きますか？

花緑　難しいですね。稽古に集中すると、すごく疲れてしまう。ですから、自分がしゃべったのを録音しておいて、覚えるのに疲れたら、それを聞くようにしています。そこから記憶を刺激する。食事中や黙ってリラックスする時間になんとなく聞いていると、またしゃべりたくなります。

岩波　やはり「しゃべりたい」というのが、根本かもしれませんね。

花緑　そうかもしれません。でないと、こんなめんどくさい作業できませんよね。

花緑さんの祖父である五代目柳谷小さんもＡＤＨＤの特性を持っていたらしい。花緑さんによれば、小学生のころ、授業中に騒いだり勝手なことをしたりするので、先生方も持て余してクラスをたらい回しにされていた。ところがある女性の先生が、好きなものを与えておけば静かになるだろうと思って「小林君、何が好きなの？」と聞いたら、「話をするのが好きだ」と。するとその先生は、「じゃあ、小林君が話をする時間を作ってあげるから、その代わり先生の話も静かに聞いてね」と言って、〝小林盛夫のお話の時間〟を作ってくれた。それでおとぎ話や笑い話をみんなの前でするようになったら、これがかなり受けたらしく、そのうち他のクラスからも〝小林盛夫のお話の時間〟の出前を頼まれるようになったのだという。

これはまさに**初等教育における個別対応の成功例で、このような対応が個人の才能を伸ばすきっかけとなった**ことは明らかであろう。

才能を発揮するための環境

あらためて言うまでもないかもしれないが、天賦の才能を持っていたとしても、みながその能力を開花できるわけではない。才能を発揮できるようにするには、本人の努力も必要であるが、周囲の対応も含めた適切な環境が重要である。

モーツァルトが天才音楽家になれたのは、その才能を見抜き、子供のころから徹底的な英才教育を授けた父親の功績が大きかった。

ピカソの場合も、モーツァルトと同様に、画家であった父親のおかげで早くから絵の才能を花開かせることが可能となった。ダ・ヴィンチについては、不明な点も多いが、公証人という堅い職業であった父親が彼の特質を見抜き、本人が希望する道に進ませたことは重要な点であろう。

つまり天才と呼ばれる人たちにおいても、大成するには天賦の才能だけでは十分ではなく、本人の努力に加えて、周囲に当人の能力を見抜いて適切なサポートをする人物が必要であり、制約なく活躍できる場所をもうけることも重要なのである。逆に考えれば、数多くの才能を持った個人が、チャンスと場所を与えられることなく、その才能を無駄にしているのであろう。

第5章
日本社会と傑出人

伝統社会、日本

この章においては、日本の歴史を振り返り、傑出した能力を持つ人たちにおける発達障害的な特性について考えていきたいが、まずわれわれが暮らしている日本という社会の特徴について検討したい。

結論から言えば、日本という伝統的な社会は、非凡な起業家にとっては、あるいはずば抜けた能力を持った個人にとっては、その特長を発揮することが容易ではない特徴を持っている。過去の時代においても、現在においても、目立つ才能、飛び抜けた能力を持った個人を尊重しない風潮、時には意図的に排除する「空気」が日本社会には存在していると思われるからである。

日本社会のもっとも大きな特徴は、伝統的な価値観や社会構造が揺るぎないものとして存在している点である。そんなことはない、と言う人も多いかもしれない。

問題は多々あるけれども、日本は先進的な民主主義の国家であるし、文化的にも先進国だ。世界的な企業も多数存在している。日本人も日本の企業も、新しいアイデアや技術をどんどん取り入れてきた。古い価値観に縛られていることなどない。そう反論する人もいるだろう。

これはまさにその通りで、アジアの端に位置するにもかかわらず、古代、中世の時代から現在に至るまで、日本は他国に劣らない固有の文化を創造し続けてきた。平安時代の物語文学、江戸時代の浮世絵に始まり、明治以降は不世出の科学者を多数輩出している。

ところが、歴史を振り返ってみると、日本の国の支配者層は限定的、固定的なのである。さらにこの点は、世界的にみても稀有な現象と言えそうである。

天皇家と有力な貴族集団という構造は、遅くても４～５世紀ごろには成立していたと考えられている。皇統は万世一系ではなく、入れ代わっているという主張もみられるが、ここで重要なのは「天皇制」というシステムが、現在まで千数百年以上も持続し維持されてきたということである。

これは他の国々を見渡しても、例のない事態である。たとえばイギリスの王家の歴史も、天皇家の歴史には及ばない。アジアの君主国であるタイについてみても、現在の王家が成立したのは、１７００年代になってからのことである。

やがて政治の実権は武士層に移ったものの、有力な武家（平家や源氏）は元来天皇家の血縁者であった。また姻戚関係を通じて、両者は一体化したものとなっていった。皇室の力はいったんは衰えたものの、明治維新の勢力により、再び重要なポジションを取り戻したことは、周知の通りである。

この日本型のシステムは、強固であり変えることが容易ではない。このため政治も経済も、社会的なシステムも多くが固定化したまま推移することが多く、相当な外圧でもない限り、あるいは外圧があっても根本的な変更を受け入れようとはしないのである。

江戸幕府の成立や明治維新により、新たな支配階級が出現しているが、国家と社会の基本的な骨格に大きな変化は生じていない。新参者はリストの末端に名を連ねることになるが、それを固定的なものにするには、何世代にも及ぶ「貢献」が必要なのである。

日本型システムの劣化は、新型コロナ感染症のパンデミックによってあらわになった。迅速に有効な政策をとれない行政、極端なデジタル化の遅れ、文書主義、前例重視の蔓延、またこのような問題が明らかであるにもかかわらず、対応できない政府、これが現在の日本の姿である。日本にもオードリー・タンのような人物がいるはずであるが、その能力を発揮できる状況とは思えない。

イギリス在住の著述家である谷本真由美氏は、このような日本の状況はヨーロッパの「伝統国」でも同様に認められることを指摘している（『日本に殺されず幸せに生きる方法』

あさ出版）。

パンクやビートルズが生まれたイギリスは起業がさかんな土地で、伝統主義者のように見えて新しもの好きで、失敗することにも寛容です。そのイギリスに比べると、ヨーロッパの他の国々はいかに保守的で失敗に非寛容かがわかります。例えば、イギリスでは破産処理は12か月で終わりますが、ドイツでは６年かかり、フランスでは９年かかります。

新しいことを始めようとする人に対する偏見も根強く、ヨーロッパでは、起業家は「うさん臭い人物」という目で見られるのが普通です。

こういった「伝統的」な社会の中で、特異な能力のある個人が目立つ働きをすれば、ひと時は、大きな変革をもたらすかもしれない。しかし幕引きは突然やってくる。その人の足を引っ張る人は数多く、些細なことで罪を着せられて簡単に存在を消されてしまうことも起きている。そうならないためには、「旧体制」の一員になる努力が必要なのである。

ここでは日本の歴史を振り返り、傑出した能力を持った人たちを社会がどう扱ってきたか、その経過を検討したい。

小栗上野介と埋蔵金

幕末の幕臣であった小栗上野介《おぐりこうずけのすけ》という人物をご存じだろうか。

幕末の混乱期、小栗は、勘定奉行、外国奉行などの江戸幕府の要職を歴任し、その能力も高く評価されていた。ただし、こうした点については、あまり一般には知られていない。

小栗の祖先は、戦国時代からの松平（徳川）家の家臣という古い家柄である。元は松平姓を名乗っていたということから、主家の血縁であり、江戸時代を通して旗本として徳川家に仕えてきた。

幕末、小栗は30代の若さであったが、海外の知見を幅広く受け入れ、フランスと協力関係を結んで横須賀に造船所を設立するなど、明治時代の先駆けとなった多くの政策を断行した。

けれども一般に小栗の名前が語られるのは、幕閣としての評価ではなく、いわゆる「徳川埋蔵金」に関連した人物としてである。

江戸時代の末期、幕府が密かに「復興」のための軍資金を江戸城から運び出し、地中に埋蔵したという「伝説」がまことしやかに伝えられている。その埋蔵金作戦の首謀者が小栗で、幕府の金塊は、彼の郷里に近い赤城山の山麓に埋められているというのだ。

　1868年4月、勝海舟と西郷隆盛の交渉の結果、江戸城が無血開城となった。そのとき、維新軍は江戸城内を捜索したが、城内の金蔵はほとんど空だった。ここで疑われたのが、大政奉還の直前まで勘定奉行を務めていた小栗であった。勘定奉行とは、今日の財務大臣に相当する職である。

　これに先立つ1868年1月、鳥羽伏見の戦いで敗北を喫した幕府は、主戦論を唱える小栗と、恭順論を唱える勝海舟らが激しく対立していた。だが最終的に将軍徳川慶喜は主戦論を退け、小栗は幕府の役職を解任されてしまう。

　小栗の身を案じてアメリカに移住を勧める話もあったが、彼はそれを断って故郷の群馬に引き上げることとし、領地である権田村にもどって隠遁していた。ところが、小栗は幕府の金を持って逃げたと疑われたのだった。

　間もなく小栗自身は、中山道を進駐してきた新政府軍により、反乱の恐れがあるととらえられ弁明することもかなわずにすぐに処刑されてしまった。もちろん小栗自身は反乱を起こす気などさらさらなく、これはまったくの濡れ衣であった。

　一方で小栗の死からまもなくのこと、「江戸から利根川を遡って来た船から、大勢の人夫が大きな荷物を赤城山中へ運び込むのを見た」と証言する者が現れ、幕府の埋蔵金が赤城山の山麓に埋められていると広く信じられるようになった。

明治の初年から現在に至るまで、多くの人たちによって埋蔵金の発掘が試みられてきた。一般に、この埋蔵金に関する計画は、桜田門外の変で暗殺された大老井伊直弼により考案され、秘密裏に作業が進められたと語られている。

ただし、小栗自身はこの計画を知ってはいたが、実際の実行者ではなかったと考えられた。

埋蔵金の研究者である畠山清行氏によれば、彼自身が大正の末期から昭和初年に現地調査を行ったときには、利根川から大量の荷物が赤城山中に運ばれた現場を見たという村人たちに直接話を聞けたという。

さらに驚くべきことには、大量の荷物を運んだ人夫たちが、現場を監視していた侍たちによって、全員殺害されて遺体も隠されたという目撃証言も得られたことだった。

現代になり、赤城山の埋蔵金はテレビ番組の人気コンテンツとして、ＴＢＳ系のバラエティ番組で何度か取り上げられた。実際にかなりの発掘作業も行われ人工的な横穴などは発見されているが、埋蔵金そのものの手がかりは見つかっていない。

畠山氏は著書の中で、彼が埋蔵金の存在を信じるようになった経緯を次のように述べている。

現地を訪れた畠山氏は、まず当時の生き残りの70歳以上の老人を訪ねてきいてみたという。すると、彼らは申し合わせたように、

「年代ははっきりしないが、幕末の混乱期に、大量の包み、樽、長持ちなどが山麓にもちこまれ、相当長期にわたって、この付近ではみかけたことのない武士、職人、やくざ風の人物などが、ひんぱんに山に出入りしていた」

というのだ。

「幕末に、赤木山麓へ大量の物資が運びこまれ、大勢の人間が相当長期間、なにかをしていた」ということだけは、まちがいない事実として浮かんできたのである（『日本の埋蔵金』中公文庫）。

小栗上野介による藩政改革

小栗上野介が才能ある人物であったことは間違いないが、彼について気になるのは、そ

の人柄についての描写である。小栗に関する同時代の記述を参照すると、多くの文書は、彼の聡明さ、政治力、将来を見通す能力などを賞賛している。さらに敵側にあたる人間も、彼の能力を認めている。

新政府軍の大将であった大村益次郎は、小栗の戦略を評価し、「幕府でもし小栗豊後守の献策を用いて、実地にやったならば、我々はほとんど生命がなかったであろう」と述べている。

また早稲田大学の創設者である大隈重信は、「明治政府の近代化政策は、小栗忠順の模倣にすぎない」と語っている。

その一方で、小栗は優秀で実務能力も高かったが、傲慢な面が少なからずあったようだ。彼は自説をしっかりと主張することが多く、幕府における上司とはひんぱんに衝突し、昇進と罷免、再度の任官を繰り返した。

それでも小栗は、幕末におけるもっとも重要な政治家の一人であったことは確かである。幕末から明治にかけてジャーナリスト、政治家として活躍した福地源一郎（桜痴）は、小栗を幕末の政治家三傑の一人として持ち上げたが、その人柄に難のあったことも述べている（『幕末政治家』岩波文庫）。

「……その精励は実に常人の企及するところにあらざりなり。その人となり精悍敏捷にして多智多弁、加うるに俗吏を罵嘲して閣老参政に及べるがゆえに、満廷の人に忌まれ、常に誹毀の衝に立てり。小栗が終身十分の地位に登ぼるを得ざりしはけだしこのゆえなり」

つまり小栗は、有能で仕事熱心であったが、周囲への配慮がなくずけずけとものを言い、他を罵倒することを繰り返したため、人々からは嫌われて非難の対象となり、十分な地位を得られなかったというのである。

こういった小栗の性質は、年少のころから見られたようだ。小栗が弱冠14歳のときのことである。後に妻となった女性の実家である建部家を訪れた。

小栗は主人と相対し、タバコをくゆらせながら堂々と議論を行い、周囲の人々はその高慢さに驚いたという。

その後も彼の議論好きは高じたままで、自説を曲げることなく、周囲からは、「天狗のじゃんこ」「狂人」と呼ばれ、変わった男とみられていた。

このような小栗の様子は、大島昌宏氏の著作（『罪なくして斬らる』人物文庫）では、次のように描かれている。

意に沿わないことがあると、上司にであれ遠慮なく自分の意見を主張し、容れられないと未練気もなく辞職したり免職になったりすることを繰り返してきた。

……大てい、問題解決のための抜本的正論であることが多いので上司は怖気をふるい、職権を嵩にその意見を封殺しようとする。それでもなお言い募り、口が滑って無能呼ばわりすることもあって、役を免ぜられたり自分から身を引く結果になる。ために、城内の坊主たちが、「またも小栗様のお役替え」と噂するほどになっているのだった。

また星亮一氏も、次のような小栗のエピソードを紹介している。小栗が人に誘われて隅田川の桜を見に行ったときのことである。彼は桜にはまったく関心を示さず、「川の瀬の水利上の利害はいかがであろう。堰を今少し高くせば有利なのか、あるいは低くせば好いのか、民生のために善悪いかがであろう」と述べて、同伴者を唖然とさせたという（『最後の幕臣　小栗上野介』　ちくま文庫）。

このような小栗の性質を、どのように考えればよいのであろうか。単なる若気の至り、才気煥発で傲慢な人物というだけではないように思える。小栗はその生涯において、70回あまりの役職の降格、罷免を受けた。これは異例の扱いであった。

もっとも罷免されてもそのたびに、小栗以外に適任がいないと再度呼び戻されたので、何度罷免されても、周囲に対する彼の態度や振る舞いは、一向に変わらなかった。

おそらく小栗は、自らの言動のコントロールがうまくできない人物だったのである。言いたいことが浮かぶとどのような状況でも口にしないではいられない、あるいは相手が何を話していようと、自分の考えが浮かんだときには、相手を遮ってでも、かぶせて話してしまう。

おそらくこういったことを繰り返していたため、小栗は周囲、特に年長者の不評を買い、何度も役職を罷免される憂き目にあったと思われる。平時であれば、小栗はそのまま才能はあるが単なる変人として、世の中の片隅で静かに暮らしていたに違いない。

ところが、彼の生きた時代は、まさに動乱の極みであった。攘夷をとるか、海外と手を結ぶか、さらには幕府と対立する薩長の勢力とどう渡り合えばよいのか。さらには、日本を近代国家にするには、どのような改革が必要か。そうしたことに対応するには、途方もない意識改革と断固たるリーダーシップが求められた。

こういった事態に、凡人の幕閣たちは、まったくどう動いてよいのかわからなかった。このため外国の文化をよく理解しているとともに、行動力のある小栗に何度も出番が回ってきたのである。

小栗のさまざまな政策が的を射たものであったことは、彼の持っていた「新奇さ」への希求が時代の要求にうまくマッチしたことによるのだろう。

小栗は素早く、海外の文化の「凄さ、質の高さ」を実感し、単にひれ伏してしまうのではなく、それに追いつこうとして幕政の改革を進めた、この点は、他の幕閣にはまったく不可能なことであった。

前述した造船所の設立に加えて、彼は、銃器の製造、軍政の改革、総合商社の設立など、古い幕府の体質を変革し、明治時代の先駆けになる政策を遂行した。

このような改革を実行できたのは、小栗の頭のよさがあってのものであることは確かであるが、可能にしたのは、前述した「新奇なもの」への関心の大きさと、過剰集中とでも言うべき「突破力」を持っていたからである。

発達障害の主要な疾患の一つが、ADHD（注意欠如多動性障害）である。ADHDは、不注意・集中力の障害と多動・衝動性を主要な特徴としているが、小栗においてもみられる、「衝動性のコントロールができない」点と、「新奇さへの希求」「危険を好む特性」は、ADHDに特徴的な性質である。

小栗に「不注意、集中力の障害」がみられたという記録は残っていないが、彼がＡＤＨＤ的な特性を持った人物であったことは確かであろう。もし小栗がもう少し自己コントロールができる人物で幕末を生き延びることができたのであれば、歴史は大きく変わったものとなった可能性もある。明治維新は成立せずに徳川家を盟主とした新体制が成立し、小栗はその中心にいて、多くの新しい事業を成功させていたかもしれない。

ただ現実には、能力があり過ぎ先を見通す目を持っていた小栗は、あまりに目立ちすぎたために敵方に目をつけられて、早々に抹殺されてしまったのだった。

大村益次郎の合理主義とは

ここでもう一人、新政府側であるが、明治維新の際に活躍したものの、暗殺者の手によって倒れた傑出人を紹介しておこう。彼はその容貌から、「火吹きだるま」というニックネームをつけられている。

益次郎は、幕末から明治維新にかけての戊辰戦争において事実上官軍の総司令官を務めた重要人物であり、また司馬遼太郎は、彼を長編小説『花神』の主人公として描いている。

この『花神』はＮＨＫの大河ドラマとしても放映されたが、益次郎の地味なキャラクターのためか、さほど一般に知られていないようだ。

長州藩の藩士であり医師でもあった益次郎は、他の維新の志士と同様に、元々の家柄は高いものではなかった。

しかし益次郎には、類をみない記憶力と頭のよさがあった。彼は当時の蘭学の大家であった緒方洪庵のもとで修行を積み、医学だけではなくオランダ語の兵法書を読みこなした。ヨーロッパ流の兵法を会得した彼は、実戦経験がないにもかかわらず、第二次長州征伐で幕府軍を打ち破り、その後の戦いにおいても官軍を勝利に導いたのであった。

司馬遼太郎は、益次郎について次のように語っている。

「無口な上に無愛想、たとえば上野の山の攻囲戦のとき、最終戦地と予想される黒門口の攻撃を薩軍にわりあてた。軍議の席上、西郷があきれて、『薩軍をみな殺しになさる気か』と問うと、『そうです』と答えたという」(『この国のかたち』四　文春文庫)

「大村は、農民の出であって、諸藩の士がもつ藩意識には鈍感で、むしろ新国家の敵と心得ていた」(同書)

歴史学者の磯田道史氏は、益次郎の言動については、合理主義の表れと解釈している。

「身分制度にも大して興味がなく、便利であれば、既存の価値を捨ててすぐに新しいほうに乗り換える。高度経済成長期の１９６０年代から70年代にかけて、復員軍人をはじめ戦争体験のある世代には、こうした大村の在り方への共感はとても強かったと思います」（『「司馬遼太郎」で学ぶ日本史』ＮＨＫ出版新書）

けれども、益次郎の行動パターンは、合理主義によるものなのだろうか。詳細は次に述べるが、益次郎の特異な言動は、一見すると合理主義に見えるかもしれないが、実は彼が生来持っていた性質を反映したものだと考えられる。

それは何かというと、ＡＳＤ（自閉症スペクトラム障害）である。

ＡＳＤにおいては、対人関係の障害とこだわりの強さが特徴的である。ＡＳＤの人は対人関係が苦手である。そもそも他の人間のことにあまり興味を示さないことも多い。言葉のニュアンスや相手の表情などに無頓着なため、「空気が読めない」ことが多い。

これに加えて彼らは、特定の事柄に興味が偏る傾向が強いという特徴がある。あるＡＳ

Dの小学生は好きな電車を何時間でも飽きずに見ていたが、成人の場合でもオタク的な趣味に没頭する場合や、自分なりのマイルールを持っていることが多い。

益次郎の「合理主義」は、周囲に忖度しないASDの特徴から生じたものであり、その記憶力の優秀さや仕事に対する打ち込み方は、特有のものにこだわるASDの特性と関連しているものだったのではないだろうか。

さらに「異能」がみられた明治維新の人物としては、佐賀藩出身の江藤新平をあげることができる。新平は武士としては低い身分の出身であったが、新政府では司法卿（現在の法務大臣）まで上り詰めた。しかし大久保利通と対立し、佐賀の乱の責任をとらされて処刑されてしまう。彼には小栗上野介と同様にADHDの特性がみられているが、詳細は別の機会に述べることにしたい。

海外で評価された葛飾北斎

ここまで述べてきたのは、政治、軍事の世界で中心的な役割を果たした著名人たちである。一方、芸術家の場合はどうであろうか。ここでは、葛飾北斎を例にあげたい。北斎は、『冨嶽三十六景』『北斎漫画』などの作品で知られる江戸時代の高名な画家（浮世絵師）である。

北斎の浮世絵は世界的にも広く賞賛され、『ひまわり』などの作品で知られるフィンセント・ファン・ゴッホにも影響を与えた。ゴッホは北斎の作品を手本にして、浮世絵風の作品を残した。ゴッホは日本の美術について、次のように述べている。

「日本の芸術は、中世、ギリシャ時代、我がオランダの巨匠レンブラント、ポッター、ハルス、フェルメール、ファン・オスターデ、ライスダールの芸術と同じようなものだ。いつまでも生き続ける」（１８８８年7月15日アルルにて、弟テオあての手紙、https://www.vangoghmuseum.nl/en　「日本のインスピレーション」より）

北斎の海外での評価は、日本におけるものよりもはるかに高い。この点について、戦前から戦後初期に活躍した文豪、永井荷風は次のように述べている。

「ヨーロッパ人の北斎に関する著述として私が知っているものとしては、フランスの文豪ゴンクールの『北斎伝』、ルヴォンの『北斎研究』がある。またドイツ人ペルジンスキイの『北斎』、イギリス人ホームズの『北斎』という著作がある。フランスにおいて早くに日本美術に関する大著を出版したルイ・ゴンスは、思うに西洋諸国において最も北斎を称揚している人物である。

ゴンスは、北斎を日本最大の画家とするだけではなく、おそらくヨーロッパ美術史上の最も偉大な巨匠たちの列に加えられるべきものとしている。例えばオランダのレンブラント、フランスのコロー、スペインのゴヤ、さらにフランスの諷刺画家ドーミエとを一つにしたような大家であるという」（永井荷風『現代語訳ヨーロッパ人の見た葛飾北斎と喜多川歌麿：ジャポニスムと印象派から見た浮世絵』）

北斎は、1760年に、現在の東京都墨田区に生まれた。1760年と言えば、徳川家治が第10代将軍に就任した年で、同じ年には、独自の麻酔法を編み出した医師の華岡青洲も生誕している。

1767年には田沼意次が将軍の側用人となり、幕府の政治を牛耳ることとなる。このいわゆる「田沼時代」は、賄賂が横行し華美な生活に走る傾向が強かったと批判されることが多いが、実はこの時期の経済は非常に好調だった。

北斎の個人的な経歴については、不明な部分が多い。北斎の生家の姓は川村で、幼児期に鏡師である中島伊勢の養子となったとされているが、中島家の生まれであるという説もある。

北斎の伝記を執筆した瀬木慎一氏によれば、北斎の遺骨は川村家の墓に納められていることから、北斎は川村家の生まれで、その後血縁のある中島家の養子になったが、家業の鏡師になることを嫌って家から出たと推測している（『画狂人北斎』河出文庫）。その後の少年期に北斎は、貸本屋の丁稚、木版彫刻師の従弟などに従事していたらしい。

北斎は、幼いころから絵に興味を持っていたこともあり、1778年に浮世絵師・勝川春章の門下となった。ここで彼は、狩野派や唐絵、西洋画などの技法を学び、風景画や役者絵を数多く描いた。

北斎は生涯に2度結婚している。それぞれの妻との間に一男二女、合わせて二男四女をもうけた。中でも三女であるお栄は、後に葛飾応為と称し、北斎の助手をするとともに、浮世絵師としても活躍をしている。

北斎の没年は1849年で、90歳という長寿であった。臨終にあたって北斎は、「あと十年、いや、せめて五年生かしてくれ。そうすれば、まことの絵描きになってみせる」と述べたという（『もっと知りたい葛飾北斎』　永田生慈　東京美術）。

特異なキャラクター

北斎は多数の作品を残した高名な画家である一方で、その行動には、常識からかけ離れた点が数多くみられることが指摘されている。しかしながら、これについては確かな情報ソースがあるわけではなく、１８９３年に刊行された飯島虚心の『葛飾北斎伝』（岩波文庫）の記載によるものが大部分である。

著者の飯島は、この本を執筆するにあたって、北斎を直接知っている人物の取材を精力的に行ったとされる。とはいうものの、北斎の死去から40年あまりの年月が経過しており、存命するものはごくわずかで、彼らの証言にどこまで信憑性があるか多少疑問もあるようだ（『葛飾北斎の本懐』　永田生慈　角川選書）。

ここでは、北斎の特異な言動や生活ぶりのいくつかについて、『葛飾北斎伝』を現代語訳した文章を、永田氏の著作から引用して示したい。

北斎について第一にあげられるのが、極端な転居癖である。北斎はその生涯において、

93回も転居したと伝えられている。

「生涯の転居は93回にも及び、甚だしい時は一日で3カ所も引っ越したことがあったといわれる」

さらに北斎は改名もひんぱんだった。知られているだけで、北斎は30以上の名前を持っていた。北斎の他に、「宗理」「画狂老人」「天狗堂熱鉄」などと称していた。没年である90歳時にも、「卍」「藤原為一」という名前を使用している。

ひんぱんな転居の原因として、よく指摘されるのは、北斎のルーズさ、だらしなさ、片づけのできなさである。この点は助手として同居していた娘の応為も似たようなものだったらしい。

「無精で部屋を掃除せず、常に破れた衣服を着て、食べ物を包んでいた竹の皮や炭俵などを一面に散らかして、汚穢《おわい》が極度に達すると、すぐに他に転居をしたという」

食事は自分で調理することはなく、買ってきたり、もらったりしてすませた。家には食器一つなかった。食べ終わると、ゴミをそのまま放置したので、部屋の中はいつも汚れていた。

「北斎は破れた衣服を着て、机に向かい、その傍には食物を包んでいた竹の皮などが散らかされており、その不潔な室内で娘の阿栄（応為）も、ごみの中に座って作画をしていた」

北斎は金銭にも無頓着であった。ある程度の収入はあったにもかかわらず、いつも貧しく衣服にも不自由していた。画工料が送られてきても、数えもせず机に放置しておく。米屋、薪屋が請求に来ると包みのまま投げつけて渡したという。

金銭の管理ができなかったため、北斎はいつも金に困り、ひんぱんに知人に無心をしていた。仕事を終える前に、画料を前借していることもたびたびだった。

前述の『葛飾北斎伝』には、このような様子について、「其の技大いにうるうも赤貧洗ふが如く、殆ど活を為す能はず」と述べられている。

北斎は連日画作に明け暮れており、それ以外のことはいっさい目に入らなかったようである。つまり、絵を描くことに「過剰に集中」し、すべての精力をそれに注ぎ込んでいた。
また北斎は、礼儀作法を好まなかった。返事は素っ気なく、人に会っても一礼もしなかった。

「北斎は礼儀やへりくだることを好まず、性格はとても淡泊で、知人に会っても頭を下げることはなく、ただ『今日は』というか、『イヤ』というだけで四季の暑さ寒さや、体調の具合いなど長々と喋ることはなかった」

北斎の実像

こういった記載からは、北斎は風変わりで人嫌いの変人と考えられてしまうかもしれない。しかし、前述の永田氏が指摘しているように、一見してだらしなく見える生活であっても、実はそれは作画に没頭していることの結果であり、作品に対する打ち込み方は、尋常ではないものがあった。

北斎は70代、80代になっても、絵についての鍛錬を怠ることなく続け、膨大な傑作群を残した。このような北斎の特性については、どのように考えればよいのだろうか。

結論から言えば、北斎に見られる特性は、ＡＤＨＤにかなり近いものがあるようだ。

ＡＤＨＤの特性を持つ人は、きっちりとした枠組みを嫌い、自由人的な特性を持つことが多い。実際、成功した芸術家や起業家には、ＡＤＨＤの特性を持つ人は少なくない。

また彼らは、多くの事柄にはおおまかでずぼらであるが、特定のことには、過剰とも思える集中力を発揮する。落ちつきがなく、じっとしているのが苦手で、身体的にも精神面も常に動いていることを好む。不注意さがみられ、片づけや整頓が苦手である。

北斎に不注意症状がみられたかどうかははっきりしないが、ひんぱんな引っ越しや改名は、多動傾向の表れのようである。片づけが苦手だったり、服装や挨拶に無頓着だったりする点は、ＡＤＨＤの特性と一致している。そして画作に対する過剰なまでの集中は、ＡＤＨＤの特性を持つ人によくみられるものである。

北斎のエピソードは、明治・大正時代の高名な医学者である野口英世を連想させる。野口もＡＤＨＤの特性を持った人物であったが、実験への打ち込み方は人並はずれたものがあった。

彼は昼夜を問わずに実験を継続し、疲労の極限において実験室のソファに寝込むのであったが、目が覚めるとそのまま実験を継続したという。このような野口の状態を、周囲の人たちは、「人間発動機」と呼んでいた。

当然ながらADHDの特性を持った人が、みな芸術家や科学者として大成するわけではない。北斎が国際的な名声を得るまでに至ったのは、やはり北斎自身の画作に対する限りない情熱によるものである。北斎が「奇人」でだらしのない人物のように語られるのは、彼が絵を描くことに集中するため、生活のすべてを注ぎ込んだからであろう。

北斎は自らの画作において旺盛な研究心を持ちさまざまな技法を駆使したが、版画の彫師などに対しても、細かい周到な指示を怠らなかった（『画狂人北斎』　瀬木慎一　河出文庫）。

75歳のときに出版された『富岳百景』には、次に示す彼の文章が収められている。

「……七十歳より前には取るに足るものはなかった。七十三歳で、……いくらか悟ることができた。であるから、八十歳になればますます進み、九十歳ではさらに奥意を極め、百歳になってまさに神妙の域になるのではないか。百何十歳では、描く物の一点一格が生きているようになるだろう」（『葛飾北斎の本懐』　永田生慈　角川選書）

このように長命の北斎は自らの絵画の道をまっとうした。小栗などの政治家の場合と異なり、芸術家の場合は少々世間の標準からはずれていても、世の中に許容されやすかったように思われる。

第6章

異能の人を活かす社会に

ある経営者の成功事例

小岩和幸さんは、40代の会社経営者である。大学卒業後は会社員として大手の総合商社に勤務していたが、30代で傾きかけていた家業の不動産会社を父親から引き継ぐと、短期間で会社を立て直して、不動産関係だけでなく、ビルの管理業、人材派遣、介護施設の運営まで手広く行うコンツェルンに育てあげた。

こう述べると、小岩さんは晴れやかな成功者のように思えるが、彼の人生は順風続きというわけではなかった。茨城県生まれの小岩さんは、活発で元気な子供だった。けんかも多かったし、一方的で相手の話をよく聞こうとしない傾向がみられた。

小学校時代は、忘れ物、なくし物が多く、忘れ物の回数はクラスの中でダントツだった。落ち着きがなく授業中はじっとしていられずに、勝手におしゃべりしたり、よそ見をしたりすることが多かった。**当時の通知表には、「集中できない」「気まぐれ」「聞き漏らしが多い」などのコメントが記載されていて、典型的なＡＤＨＤの特徴がみられている。**

思春期になると自分でも言動に注意をするようになり、次第に落ち着きは出てきた。高校では遅刻や忘れ物は多かったが、大きなトラブルなく過ごすことができた。その後は都内の大学の理工学部に進学、実験などで忙しかったものの、単位を落とすことなく卒業した。

就職したのは大手の商社だった。周りには自分より学歴があり、「できる」同僚が多かった。それなりに仕事はこなせたが、遅刻がひんぱんでケアレスミスが多くマルチタスクが苦手だった。対人関係は苦手ではなかったが、些細なことでかっとして同僚などと口論になることが多かった。小岩さんは実務では周囲にかなわないと感じて、必死に英語の勉強をした。その努力が認められ、東南アジアの支店に配属されて大きな案件を任されるまでになった。

ところがこの後、事態が暗転する。取引先の企業が夜逃げ同然の状態で突然倒産し、数億円の赤字を出してしまう。小岩さんはどうしてよいのかわからなくなって仕事が手につかない状態が続き、失意のまま会社を退職して実家に戻った。

家業の不動産会社は父親の放漫な経営のために、いつ倒産してもおかしくない状態だった。ここで小岩さんは一念発起した。経営者として小岩さんは不採算部門を清算し、古手の働きのよくない職員を退職させた。仕事に熱中し寝る間も惜しんで働き、会社に泊まり込むこともひんぱんだった。

運転資金の調達には苦労したが、熱心に歩き回り、地元の金融機関の協力を得ることができた。経営者となってから2年目には事業は好転した。それからは気になる新規事業を次々に立ち上げた。そのほとんどは、予想以上の収益を上げることができた。

会社では自分の言動に注意をしている。必要以上にきつい言い方になってしまうことが多いからだ。それでも家庭では多少の問題がみられた。家ではテンションが下がるためか、つい妻とのやりとりが横柄となり、些細なことで言い争いになってしまう。

楽天の三木谷氏やイーロン・マスクには及ばないかもしれないが、小岩さんは企業家、経営者として見事な成功を収めた人である。振り返ってみると、小児期からADHDの特性は持っていたが、自分なりにその点を自覚して問題を起こさないように注意をしていた。**家業を引き継いで成功した要因は、生来の頭のよさに加えて、「過剰集中」の特性がうまく発揮できたことが大きいと考えられる。**

ただ多くの発達障害の人が、小岩さんのような成功を収められるわけではない。生来の能力や家族関係の背景もさまざまである。たとえ高い能力があったとしても、それを発揮できるチャンスがあるとは限らない。

日本では、いまだに多様性を認める環境は乏しい。小岩さんが能力を発揮できたのは、自由に采配を振るえたという側面が大きかったのであり、大企業にそのまま在籍していたら、定年まで勤務することはできたであろうが、過去に失敗をした冴えない社員として注目されることもなかっただろう。

東大改革にみる保守性

しばらく前の話になる。東京大学の各学部の教官を中心とした非公式の会議に参加したことがあった。会議の正確な名称は記憶していないが、「大学活性化に関する委員会」といったものだったと思う。

そこで印象に残るやりとりが、一つだけあった。多様性に関するテーマで話が進んでいたとき、入試の合格者についての議論になった。その当時、東大の後期入試では、いわゆる「一芸入試」に近い制度をとっていたので、東大も多様なバックグラウンドを持った人材を得られるのではないかという意見があった。

私自身はその見解に賛成だったが、理学部の重鎮の教授が猛然と反対したのである。その教授は、「後期入試での入学者は、その後大学の助手として採用される比率が極端に低いので、大学人として存在価値がない」と切り捨てたのだった。その意見を聞いたときには、暗然とした気持ちになった。この組織は、新しいものを取り入れていこうとか、積極的に体制を変えていこうという考えはまったく持っていないことを確信したからである。

確かに大学の助手（現在の助教）となり、その後、講師、助教授、教授と昇進していくことは、アカデミアンにとって堅実なライフコースである。能力がないと昇進していくことはできないし、老舗の大学では多くの研究業績が必要である。しかしそれでは、これまでしてきたことと変わらない。何の改革も起こらないし、イノベーションもない。

受験の秀才や大学のエリートに、多くのすぐれた人がいるのは事実である。しかし今やこれまでのシステムが機能しなくなっているのであり、助手に採用されるかどうかを指標にしても、大学の活性化には何の意味もないどころか、むしろ停滞を促進しかねない。

日本の行政も企業も、改革をするふりをしながら、結局何もしないままに時間だけが過ぎていき、緩やかに衰退していくように感じられる。異能のある人物を本気で育てようとはまったく考えていない。これに対して、以下に示すイスラエルのシステムは、攻撃的であり野望に満ちている。

天才教育

異能の人の才能を積極的に活かしていく、さらに世の中で活躍してもらうためには、どうしたらよいのか。現在の日本は、「際立った異能」を持つ人物について、成長期においても成人してからも、その才能を活かすために適切な扱いをしているとは言えない状況にある。

むしろ事態は、その真逆に近い。**才能のある個人に対して、日本社会は、世の中のしきたりや「空気」に従うことを時にははっきりと、あるいは暗黙のうちに求めている。**この「指示」に従おうとしないバランスの悪い個人は、いっときもてはやされることはあっても、やがては排除されてしまう。

多くの「普通」の人たちは、飛び抜けた才能について、それをあからさまに否定することはないものの、最終的には排除する動きをする。というのは、際立った能力を持つ個人は、彼らにとって危険な存在だからだ。彼らが安住しているポジションを脅かす存在になりかねないし、さらに彼らの生存が認められているシステムそれ自体が破壊されてしまうかもしれないからである。

こうしたことには日本の種々の制度的な問題とともに、精神的な風土も大きく関連している。日本の学校や会社に飛び級的な制度はほとんど存在していないし、いまだに公務員の世界も、伝統的な大会社も多くが年功序列を維持している。社会の「空気」も、グローバル化が叫ばれながらも、柔軟に「異物」を受け入れようとする雰囲気とはほど遠い。

一方で、アメリカやイスラエル、あるいはヨーロッパの一部やシンガポールには、「特異な才能」を持った子供や学生を通常とは別のルートに乗せて教育するシステムが存在している。特にイスラエルでは、いわゆる「天才教育」が国家的なプロジェクトとして継続的に遂行されている。これが「タルピオット・プログラム」である。

イノベーション大国イスラエル

現在のイスラエルは科学技術の先端を担うイノベーション大国であり、世界中に多くのインパクトを与え続けている。タルピオット・プログラムは、「技術エリート」を養成する人材育成プログラムで、イスラエルの科学立国、技術立国を実現した基盤となっている。

十分に周知されていないが、近年、イスラエルは科学技術の分野においてめざましい発展を遂げている。この結果、現在のイスラエルは、国民一人あたりの起業数、ベンチャーキャピタル投資額、教育費、研究開発費、博士号保有者数、特許数、ノーベル賞の受賞者数などで、世界のトップクラスとなっている（『知立国家　イスラエル』米山伸郎　文春新書）。

例をあげれば、最先端のＩＴ技術には、イスラエルで開発されたものが多数存在している。インテル製のパソコンのプロセッサーの８割以上は、イスラエルで開発されたもので、検索エンジン・グーグルの「グーグル・サジェスト」や「ページ分析」「ライブ・リザルツ」などの機能もイスラエルで考案された。

さらに原子力発電所や軍事施設などのファイアウォールや、小型無人機のドローンや電気自動車などの基幹技術についても、イスラエルで作製されたものが数多く使用されている。このように数多くの科学的、技術的な成果を背後で支えているのが、タルピオット・プログラムなのである。以下にその概略を示すが、詳細については『タルピオット』（石倉洋子、ナアマ・ルベンチック　日本経済新聞出版社）、『世界のエリートはなぜ「イスラエル」に注目するのか』（新井均　東洋経済新報社）などの成書をご参照いただければ幸いである。

タルピオット・プログラム

このプログラムは、第四次中東戦争をきっかけとして1979年に最初のクラスが実施され、イスラエル軍、ヘブライ大学、選抜された産業界メンバーという三者の協力により運営されている。プログラムの目的は、「Best Technological Leadership」を育てることである。

18歳から始まる3年間のプログラムを卒業した後は、6年間の兵役が義務となっている。兵役といっても実際の軍務につくわけではなく、IT技術者として、軍が求める技術開発に従事する。さらにその後は、研究者、企業家などさまざまな道を歩むこととなる。

タルピオットの参加者のスクリーニングは16歳で開始され、1年以上の期間をかけて選抜を行う。タルピオットに選抜されるということは大変な名誉で、多くの若者が目指す目標となっている。

毎年約1万人の候補者を学校の成績や簡単なテストで3000人あまりに絞り込む。第二ステップとして、個人の創造性を評価するために作成された、物理、数学、コンピューター・サイエンス、歴史、その他一般常識のテストを実施する。この合格者200〜300

O人は、2泊3日の合宿によるグループワークショップと、個人面接によって最終的には50人に絞り込まれる。評価の基準としては、プロフェッショナル意識、社会性、公共性などが指標とされている。リーダーシップや協調性、急なアクシデントに対応できる突破力などについても評価される。

プログラムのポイント

こうして選抜されたこのプログラムの生徒は、まず物理、数学、コンピューター・サイエンスをしっかり学び、学位を取ることを求められる。これに加えて、“active seminars”というプログラムがある。これは、生徒自身がお互いに教え合うプログラムで、テーマは、national security、economy in Israel、creative thinkingといったもので多岐にわたる。

さらに、参加者は、Hands-on Technology Group Projectsという課題を行う。たとえば4、5人のグループに対し、「戦場で負傷者が出た場合、静脈を見つけるのが非常に困難な場合がある。静脈を見つけるための仕組みを考えよ」とか、「アルファベットと記号を用いて、新しい言語を作れ」といった課題が与えられる。メンバーは状況を分析し、どのような仕組みならうまくいくかを考えて解決策を完成させなければならない。課題の指示内容が突然変更されることもあれば、与えられた時間が急に短縮されるなどの指示が出されたりするため、そのような状況の変化に柔軟に対応しないといけない。

このプロジェクトのポイントは、問題解決に割ける自分の時間や、予算の使い方などすべてをマネジメントしなくてはならない点である。つまり、企業をスタートアップする経験をさせている側面や、突然予期しないことが起こった際の危機管理能力を鍛える面も持っている。

さらにプログラムの参加者は、学期の間には、基礎的な軍のトレーニングも受ける。パラシュートの訓練やフィールドでの戦車の運転や潜水艦の操艦なども経験する。銃を持ちフル装備を背負って何時間も砂漠を行進する訓練もある。インテリジェンス部隊も訪問し、軍の各部署でどのような業務を行っているかを学ぶ。これらの経験は「実用性」の視点を養う経験となる。

50人の生徒は3年間ヘブライ大学で寮生活をし、昼夜共に過ごす。夏休みなど長期休暇の制度はない。クラスには、2人のタルピオット卒業生の兵士がつき、3年間を彼らとともに過ごす。彼らの役割は、50人の生徒の個別プログラム開発とコーチングである。タルピオットのメンバーは毎週、担当教官と面談を行うが、担当教官は一人ひとりの個性を把握しさらに目標を設定させる。

また、この3年間、繰り返し生徒同士がお互いを評価し、フィードバックをすることも求められる。全体としてプログラムは非常に厳しく、約4分の1が途中でドロップアウトする。

前述のように、3年間のタルピオット・プログラムを卒業すると、6年間の兵役義務が課せられる。兵役の後、さらに大学に学ぶものもいれば、引き続き軍に残るものもいる。また起業を志すものもいる。この人材育成プログラムを経験したトップエリートたちは非常に深い人間関係を維持し、折に触れて相談・情報交換することができるというのがイスラエルの強みの源泉の一つとなっている。

プログラムの卒業生全体のネットワークも強い。直接面識がなくても、同じタルピオット卒業生であれば電話やメール一本で助け合えることが多く、仲間同士で起業することも多い。

それでは発達障害の特性を持った人が、このプログラムを修得することは可能であろうか。タルピオットはハードさ、過剰集中が必要なプログラムであり、その点については一部のＡＤＨＤの人にはフィットしそうである。ただし集団活動を基盤としている点は、能力が高くてもＡＳＤの人にはハードルが高いかもしれない。

日本のシステムにおける問題点

タルピオットのプログラムの中で行われている教育は、実は目新しいものはない。日本の教育制度や企業の研修・育成プログラムなどでも、類似したものは実施されている。けれども少人数で長期間自ら考えることを徹底的に求め、クリエイティブなアイデアを生み出すイスラエルのプロセスは、画期的な成果をもたらしている。

この点は、国家の置かれた状況と無縁ではない。周囲を敵国に囲まれ、さらにテロ事件も頻発しているイスラエルにおいては、国家の存続、防衛といった面で、何十年も平和ボケの中にいる日本とは、真剣さが異なっている。

さらに、日本の教育では、出る杭を引き上げることはほとんどなく、できるだけ「平等」な教育が行われている。結果として、「他者と同じであること」に気を配る子供が増え、高等教育においても、学ぶ目標をはっきり持てない学生が数多い。

日本政府は、ベンチャー推進のための施策をいくつも打ち出してはいるが、実際は当局が起業を阻害しているようにみえる点も多い。既存の業界ルールを混乱させるような新しいビジネスが生まれると、既存ビジネスを守るために規制をし、やめさせようとする傾向が大きい。

前述した楽天の三木谷氏がたびたびぶつかっているのは、この行政による規制や障壁である。行政のルールでは、医薬品を自由に通信販売してはいけないのであり、新興ＩＴ企業が老舗のテレビ局を買い取るなど、もってのほかのことであった。この「常識」によって、新規の事業を考案した三木谷氏は、撤退しなければならなかった。

新規のイノベーションを求めるには、政府主導で「正解」を描くのは無意味である。既存企業や政府が描けない、クリエイティブな発想によるアイデアが求められているのであり、それは既成の価値観、企業の利益とはバッティングすることも少なからず起こるし、既存のシステムや産業を破壊してしまうことも起こりうる。

しかしながら、日本がイスラエルのような仕組みを取り入れることは、容易ではない。日本の状況は、政治的にはアメリカの従属国的な立場に甘んじており、戦後70年以上にわたり国際社会における「危機」の当事者にはなっていない。

経済的には１９９０年代までの勢いは失われて久しいが、１億人以上の国内マーケットがあるために、ドメスティックな展開に満足している企業がほとんどで、ワールドワイドに展開しようという意欲を持っている経営者はわずかしか存在しない。

従って若者世代も起業の気概に乏しく、いまだに重厚長大な企業の会社員や公務員として、一生を波風なく過ごしていこうという考えを持っているものが大部分である。こうした点は一般のビジネスマンだけでなく、医師などの専門職などにおいても同様である。

筆者自身、これまで複数の大学医学部に籍を置いた経験から述べれば、大半の医学生は、安定した高収入の職業、家業の継続という点から医師を目指している。医療システムの問題を解決していきたいとか、難治性の疾患の新しい治療法を見出したいなどといった「野望」を持っている学生に出会うことはほとんどない。

研究業績をさかんに発表している優秀な医学者は数多存在しているが、彼らの大部分とは言わないまでも少なくない人たちは、上位のポジションを得るために業績を積み上げているだけのことであり、新しい技術や治療法を開発しようという志を感じることはまれである。

しかし、だからといって彼らを責めるのは酷な面もある。医学部のカリキュラムも、国家試験に合格してからのプログラムも行政によってどんどん過密になっていて、それをこなすのに精いっぱいというのが多くの医学生や若手医師の実情である。このため、大学での研修を終えて必要な資格を取得したら、楽な病院でのんびりと過ごしたいというのが彼らの本音となっている。

海外からの評価

日本社会は長い歴史を持ち、民族的な画一性が大きい伝統的な社会であるため、価値観が多様化することがなく、内向きの思考、行動パターンが定番となっている。アメリカやイスラエルなどと異なり、いまだに移民の受け入れは低調である。

クリエイティブさを貴ぶ意識が強いとは言えず、前例重視で誤りがなく、きちんと実務をこなすことが第一の目標とされがちであり、進取の精神に富み新規の起業がひんぱんに行われているイスラエルとはまったく異なっている。

しかしながら、こうした日本の現状が世界的にある程度の評価を受けているという点も、また一つの真実であり、興味深い。

２０１９年２月に、アメリカの世論調査会社ギャラップがアメリカ国民を対象に毎年行っている国別好感度調査が行われた。これは、アメリカの全50州とコロンビア特別区に暮らず成人1021人に、主な国に対する好感度を調査したものである。この結果、好感度の高い国については、カナダ(92%)がトップで、続いて、イギリス(91%)、フランス(87%)、日本(84%)、ドイツ(84%)という結果であった。イスラエルは75%で、好感度の低い国は、中国(20%)、イラン(13%)、北朝鮮(11%)であった。

またUSニューズ&ワールド・レポート誌の「世界最高の国ランキング2020」で、日本がスイス、カナダに次いで第3位となっている。このランキングで日本が高い評価を受けた点は、教育を受けた人口の割合や熟練労働力、イノベーション、技術的専門知識、経済的課題を克服するための回復力と勢い、文化的影響力などである。一方評価の低い点は、生活の質、市民の権利、ビジネスへの開放性などであった。

このように日本の現状について、海外からは比較的評価が高いということは認識しておく必要があるし、現在の評価されている点を維持しながら、イノベーションを検討していくことが望ましいのかもしれない。

不寛容の国

現在の日本社会のマイナス面としてあげられるものの一つは、「不寛容さ」である。私自身も、現実社会でもネット社会でも他人へのバッシングが横行する現状について、不寛容さという視点から指摘をしてきた。

この十数年、ソーシャルメディアの普及に伴って、著名人に対しても、一般の人に対しても、いわれのないバッシングが横行することがひんぱんにみられている。現状では、公の場における発言はもちろんのこと、私的な会話でさえ、ネットにさらされるリスクがある。さらに、ブログや掲示板への書き込みも、常に見知らぬだれかにチェックをされている。他人のコメントや発言内容のあら探しに人生をかけている人たちが、途方もない数存在する。

そしてひとたび、発言が問題視されると、それはいっときの出来事で終わらない。問題にされた部分だけが繰り返し恣意的に引用され、時には巨大なフォントと赤字で悪意によって強調されて、瞬時にネット世界にばらまかれる。

以前より、日本人は「よそ者」に対して厳しく、管理できない個人の自由な行動を批判する傾向が強かったが、インターネットやＳＮＳの普及に伴い、以前にもましてバッシング好きになったようだ。

バッシングの加害者たちは、落ち着いた議論をしようという姿勢も、寛容さのかけらも示さない。彼らは一見「正義派」を装っていることが多いが、その目的は、他人を傷つけること、徹底的に糾弾しひねりつぶすことにあるからである。最近では、「自粛警察」「マスク警察」など、新型コロナウイルス感染症に関連した誹謗中傷が繰り返しみられている。これについて評論家の佐藤直樹氏は、次のように述べている（毎日新聞　２０２０年９月）。

「ここまで深刻なのは、日本だからでしょう。海外のテレビニュースでは、感染者が普通に顔を出し、実名で『みんなも気をつけて』などとインタビューを受けているでしょう？しかし、日本ではありえない。

感染者の個人情報が暴かれ、ネット上でたたかれ、家族や通学先の学校や勤務先にまで抗議の電話や手紙が殺到する恐れがあるからです。コロナ禍の以前から、日本社会にはこういうところがあります」

このようなネットなどによる「暴力」は日本だけではなく、世界のどこにおいてもみられる現象ではある。ただ日本における特徴としては、議論が一方向に限定される傾向が強い点があげられる。

ネット上、あるいは週刊誌上などで「流れ」ができてしまうと、多くの人はその流れに沿って行動をとることが求められる。反対意見を持つ人も存在しているだろうが、彼らはほとんど声をあげることはできない。下手に反対を唱えると、今度は自分がバッシングの標的となりかねないのである。**異能は持っているが、バランスの悪い個人や、社会の慣習に逆らうことの多い発達障害の特性を持った人物はバッシングの対象になりやすいのである。**

日本社会の特徴

過去の歴史を振り返れば、このような日本人の他者に対する攻撃性や不寛容さは、必ずしも新しく生じた現象ではない。だが、ソーシャルメディアの普及という状況を考慮しても、現在の日本においては、普通の個人が、抑制することなく無関係な他者を徹底的に糾弾するという、過去にはみられない事態がひんぱんに起きている。

この「不寛容」な現象は、現在の日本社会の「空気」を特徴的に反映している。世界の他の国を見渡しても、社会全体が一丸となり一方的に個人の行動をバッシングするという図式は、日本において特別目立つ現象である。

ただこの日本の特異さは、必ずしもすべてがマイナスに働くわけではないし、他国から評価を受けている要因にもなっている。こうした国民性は日本社会の安定性の基本的な要素となっていることは確かで、日本の発展の基盤の一つであった。だが一方で、この特異さによって、日本社会に特徴的なさまざまな心理－社会的な諸問題が生じている。

日本のように均質性の大きい社会では、みなが同じように考え、同じように行動する傾向が強いし、また、そういう方向に誘導することも容易である。従ってそのような「モノトーン」の集団においては、**基本的な規範からはずれることは許されずにバッシングの対象となりやすい。**

さらに、日本の特殊性としてあげられる点は、伝統的な慣習の多くの部分を切り捨てて成立している点である。急速に成立した日本の現代社会は、ある意味、「無機質」な世界となり、特に都市部においては、個人は出自を背負わない、ただの「一人」として「浮遊」することが可能となった。これは、現代人の求めてきた「自由」の帰結である。この自由によって顕著となったのは、日本社会の規範のなさ（「アノミー」）である。

この現象は、先進国では当たり前のように起きている。しかし欧米の先進国では、いまだにキリスト教が社会の一角に「伝統」としてあるいは無視のできない「規範」として存在している。キリスト教は、インフォーマルな社会的ネットワークを築く基本となっており、「行政的」でない慈善活動、福祉活動の中心として機能している。このように欧米の状況と比較してみると、一部の新興宗教を除いては、宗教的感情を失った日本という国は、先進国の中でも際立っている。

一方、現在の日本社会は、旧来の家族的、地域的なしがらみからは自由になったにもかかわらず、**社会的な管理システムはより強力になっている。**その管理システムは、個人のライフコースの多様さを阻み、標準的なコースからはずれた個人を排斥、非難し、いったん脱落した個人がカムバックすることを難しくしている。さらには、外部からの「侵入」を強くこばんでいる。このような社会的、心理的状況は、前述したイスラエルの社会と対極的である。

イスラエル人の気質

新井均氏によれば、**イスラエル人の気質は、バラガンとフッパー**といわれているという（『世界のエリートはなぜ「イスラエル」に注目するのか』東洋経済新報社）。バラガンは混沌という意味であり、またフッパーは元々大胆さを表していたが、それから転じて「普通はできないことを敢然と行うガッツ」を意味している。

オスナト・トウトマンの著作によれば、イスラエル人は、カジュアルで形式ばることをせず、はっきりと表現することを好み、相手の話を遮って話し始めることもよくあれば、早く結論を出そうとする傾向が強い。こうした点はADHDの特性に類似している。さらに声高でおしゃべりで、希望にみちていて、リスクを好む傾向が強い。新井氏は、イスラエルの特徴を表すものとして、次のことわざを紹介している。

ヨーロッパでは、明示的に許可されていなければ、あらゆることは禁止される。

アメリカでは、明示的に禁止されていない限り、あらゆることが可能である。

イスラエルでは、たとえ禁止されていようと、どのようなことも可能である。

それではあらためて日本の状況はどうであろうか。世界を見渡してみると、おそらく、日本人はかなり嫉妬しやすい国民である。このことは、男女を問わず、あるいは子供にも大人にも、あてはまるように思える。

これには、日本人が置かれた状態の影響が大きいように思える。たいていの場合、嫉妬は、微妙な差異から生じる。わずかしか差のないはずのライバルや、あるいは自分より格下と思っていた後輩が、私生活で幸運を手にしたとき、あるいは立派な仕事上の業績を打ち立てたとき、嫉妬心抜きで、すなおに相手を称えることのできる人はそう多くはないように思える。むしろ成功した相手に対し、裏に回って、その「人格」を否定したり、あるいは悪しざまにののしったりすることのほうが起こりやすい。それが「普通」の人の反応であろう。

このため、多くの場合、嫉妬の対象は、身近な人物となる。同僚、友人やきょうだい、時には配偶者や親も「ライバル」になる。親密にしていた友人や同僚が、ちょっとした出来事をきっかけとして、厄介な「敵」に変貌することを経験した人は少なからずいるのではないか。「成功」は敵を作りやすいもので、人間関係を壊しやすい。

日本人の大部分は、小児期から成人まで、好むと好まざるとにかかわらず、比較的同質の集団の中で生きている。これは、多様な民族や宗教的背景を内部に持つアメリカなどとは異なる環境で、「安心感」は大きいものの、さまざまな弊害も存在している。

同質のバックボーンを持っているため、日本人の価値観は、似たようなものになりやすい。目標とするライフコースも、似たようなものとなる。そのため、嫉妬心などの陰性感情の向かう方向も類似なものになる。こうした点が、学校や職場における集団による陰湿な「いじめ」や「ハラスメント」につながりやすいように思えるし、ネット上の激しいバッシングの一因にもなっている。

伝統社会であるヨーロッパにおいては、多くの国では旧植民地などからかなりの移民を受け入れていることに加えて、国境を越えたさまざまな分野における「交通」もさかんである。このため、日本社会と比較すれば多様性は高く、当然ながら価値観もさまざまであり、単純な優劣の比較は難しくなるため、一様な「嫉妬」は生じにくいように思える。

ダブルスタンダード

しかし一方で、地理的には東アジアのはずれにありながら、古来から日本の文化レベルは非常に高いのも事実である。明治維新の成立後、わずかな時間で日本の科学技術は欧米に追いつき、すぐれた人物を多数輩出した。

受賞には至らなかったものの、明治の中期以降、ノーベル賞に値する業績を多くの研究者が残している。

日本型の社会システムは個性を抹殺する傾向が大きいにもかかわらず、日本の傑出人た

ちはどのように生き抜いてきたのだろうか。ここには、日本社会の独特のからくり、ダブルスタンダードのシステムが機能していたと考えられる。

かつて国立大学の医学部には、多くの変人奇人が在籍していた。彼らは主任教授よりも年配で、ポストも助手や講師であり、医局の仕事に熱心に参加するわけでもない。これは理学部や工学部などでも同様の状況であった。

私が在籍していた東大病院の精神科にも、助手のまま定年を迎えたA先生という人がいた。

彼はアメリカへの留学経験があり研究面では大きな成果をあげたらしいが、帰国後は病院に出勤するのは10時過ぎ、数名の外来患者の診察を終えると、そのまま外出して夕方まで帰ってこないという謎の行動を繰り返していたが、周囲からは放置されていた。

こうした組織の中のはぐれ者は、ある意味一般的な意味からは無用の存在であり、出世をすることはまずないが、必ずしも存在が否定されてはいなかった。窓際であっても組織の潤滑油となっていることもあれば、特別な能力を持っていることもあったからである。A先生は一般的な業務はほとんど放棄していたが、臨床能力は高く、その診断は的確なものがあった。

けれども、バブル経済の崩壊後の低迷期において、会社や種々の組織の管理が一気に進んだ。企業は戦力外の人員をリストラし、国立大学においても助教（以前の助手）を任期制にするなど、「使えない」人員を積極的に排除する傾向が強くなっている。こうした問題職員のすべてが発達障害の特性を持つわけではないが、組織になじまない、能力にばらつきの大きい彼らの居場所が減ってきているのは明らかである。

発達障害の特性をどう活かすか

ここまで、発達障害の特性が科学や芸術面における際立った才能に加えて、新しい産業のイノベーションにも大きく関連していることを述べてきた。一方でこの章において、日本の心理的、社会的な状況が必ずしも「異能」の人を積極的に受け入れているとは言えないことを指摘した。

この項においては、一般の発達障害の人がどのようにすれば、その才能を活かすことができるのかについて述べていきたい。

一般にＡＳＤの当事者は、「定型業務」への適性がみられ、繰り返しコツコツとする事務作業が向いている。もっとも事務といっても、人と接する場面の多い工程や、客の要望や会社の状況を考えながら可能なサービスや商品を考え調整する業務への対応は難しい。これに対して、変化が少なく、ルーティンを定められた通りに行う業務、たとえば決められたデータ入力やPDFファイルの作成などの仕事への親和性は高い。さらに細かいバグの発見などにも向いている。

ASDの人は、ルールやマニュアルなど決められたものがあれば、単調であっても遂行が可能である。経理、財務、法務の他、最近重要性が増す個人情報の管理なども向いている。

またしっかりしたマニュアルがあれば、一定の対人接触が必要なコールセンターやテクニカルサポートなどの業務も支障なくこなせることはまれではない。彼らの持つ独特の視点は内容によっては重要なものになることもある。

工業製品などのデザインやCADといった、機能を求められる部分で、画像や映像など視覚情報のこだわりが活かせるデザインの分野も、ASDの特性の人にはフィットしやすい。

いずれにしても真面目に業務に取り組みすぎて、休みもとらずに過剰に働いてしまいがちなので、注意が必要である。

ＡＳＤの当事者においては、以下の点が重要である。

まず指摘したいのは、自己認知である。ＡＳＤの人は、コミュニケーションがうまくとれずに集団になじみにくく、的確に状況を判断することが難しいために、臨機応変な対応ができない。手先が不器用なために作業能力が低いものも多く、これらのことが理由になって孤立し、被害者意識が高くなり、自己肯定感の低下を招く場合も多い。一方で、高い集中力や情報収集能力など、得意な面を持っているものも多い。自己認知を高めるためには、信頼できる他者から受け入れられる体験や、同じ悩みを持つ者からの洞察学習、気づきが有効である。

またＡＳＤは予測していなかった変化により混乱したり、自分の行動の結果を想像するのが難しかったり、計画を立てたりすることが苦手などの特徴を持っている。さらに非現実的な考えに固執する傾向もあり、なかなか現実的に物事を見通すことが難しい。

このため仕事をすることへのイメージ作りや予測できることの幅を広げるために、就労の支援機関などを介して、訓練や実習を活用することが有効である。

ＡＳＤの中核症状であるコミュニケーションの障害は、仕事においていつもついて回る問題である。話題の扱い方や社会的コミュニケーションにおける柔軟性などがポイントではあるが、それらを克服することは難しい。

一方で、コミュニケーションが下手なＡＳＤの人でも、どこか魅力的な面を持っていることが多い。これは特異な才能ということではなく、真面目さや不器用さを持つがゆえの「愛嬌」や子供っぽさとでも言える点である。

周囲は当事者のこのような側面を認めるとともに、当事者の側としては、周囲に「力になりたい」と思ってもらえるような好かれるコミュニケーションを身につけ、よい面をうまく周囲に伝えていくことが重要である。

ＡＤＨＤの特性

ＡＤＨＤの症状の重症度、症状の内容、治療を受けているかによってＡＤＨＤが仕事に与える影響は大きく異なっている。本文で取り上げたように、起業家や経営者にはＡＤＨＤの特性を持つ人がかなりの数存在する。

その一方で、転職を繰り返しなかなか社会に適応できないＡＤＨＤの人も少なからず存在している。

その特性による「過剰集中」によって新しい企画を立てたり、芸術的な仕事を行ったりすることにアドバンテージを持っている人はよくみかけるが、衝動的な言動から周囲とトラブルを起こしやすく、ケアレスミスや遅刻によって上司から叱責されることも起こりやすい。

ADHDの治療においては薬物療法が中核症状の軽減に効果を持つことは明らかで、見違えるような効果を示すこともある。

一方で、薬物療法は万能薬ではなく、個人の努力がない場合、投薬の効果は十分には発揮されない。

成人するまで診断や援助が受けられなかったADHDの人は、失敗の繰り返しや対人関係上の失敗、家族間の葛藤、不登校、退学といったことにより深刻な情緒的ダメージを負っていることがある。

周囲がADHDを理解しにくいことで「努力不足、性格の問題、言い訳」と叱責されることが重なり、「自分は何をやってもできない」と自己肯定感が低く、無力感を抱えている者は少なくない。このような場合、ADHDという診断がついて、本人が抱える困難さや周囲の困惑にADHDがどのように関連しているか説明されることで安堵する者は多い。

仕事の現場においては、自分にADHDの特性があることを自覚するとともに、会社という組織の中では、その会社の「風土」に合った振る舞いが求められること、会社の中では多くの場合、上司を含む他の社員のメンツを考えた言動が求められることを認識しないといけない。

この点について、ADHDの当事者である借金玉氏は、会社というものは「部族」であると次のように説明をしている（『発達障害の僕が「食える人」に変わった　すごい仕事術』KADOKAWA）。

……そこは外部と隔絶された独自のカルチャーが育まれる場所です。そして、そこで働く人の多くはそのカルチャーにもはや疑いを持っていません。あるいは、疑いを持つこと自体がタブーとされていることすらあります。それは正しいとか間違っているみたいな概念を超えて、ひとつの「トライブ（部族）」の在り方そのものなんです。言うまでもありませんが、それは排他的な力を持ちます。部族の掟に従わない者は仲間ではない、そのような力が働きます。

ハンコの押し方などの例をあげて借金玉氏が説明しているが、職場のしきたりの多くは「茶番」であり、客観的に見れば重要な意味はないものがほとんどである。けれども組織の一員でありたいならば、その「部族」のしきたりに従う必要がある。

毎朝のラジオ体操や1分間スピーチ、あるいは定期的にある歓送迎会や宴会について、「くだらない、時間の無駄」と思っていても、それに臨んでは「喜んで、一生懸命」参加しているように振る舞う必要がある。

また、新しい仕事の企画を始めるときや、他の部署などに仕事の協力をお願いするときには、事前に必ず関係者に話を通しておかないといけない。これも一種のしきたりである。そうしておかないと話を聞いていないことで「メンツ」を失った年長者や役職者から、いわれのない妨害をされかねないからである。

こういった暗黙のルールを、ADHDの当事者は見逃しがちで、あるいは気づいていても無視する傾向があり、空気が読めないと言われることもある。しかし彼らは、本質的にこういったことが理解できないわけではない。

むしろ彼らは、意識的に「空気」を読もうとはしていないことが多い。それよりもADHDの人は、自分の意見を押し通そうとする傾向が強い。イーロン・マスクや三木谷氏のように、そういった行動は大きな成功をもたらすこともあるが、たいていの場合、どこかで足をすくわれ、必要な情報を遮断されたりして、失敗に終わることが多いため、十分に注意をする必要がある。

企業における取り組み

最近、一般企業において、発達障害の特性を持った人を積極的に採用し、その能力、個性を活用しようという動きが、徐々にではあるがさかんになってきている。現時点ではこういった取り組みは障害者雇用で行われている例が多いが、今後は一般の採用も広がっていくものと考えられる。

ここでは、就労移行支援事業を運営しているKaienのホームページ「発達障害に理解ある企業 インタビュー特集」から、オムロングループの取り組みを紹介したい。

オムロンは、京都市に本社を置く大手の電気機器メーカーである。オムロンは、血圧計や体温計をはじめとする健康医療機器に関する事業に加えて、制御機器、電子部品、車載電装部品、社会インフラ、ヘルスケアなど、多岐にわたる領域に展開している。その活動は国際的で、世界約120か国でサービスを提供し、社員は全世界で28000名に及んでいる。

そのオムロンが提唱し現在進行中であるのが、「異能人財採用プロジェクト」である。これは、研究開発や新製品開発の領域で発達障害人財の活躍を目指している。担当者の発言の一部を引用する。

「すでに当社で雇用している精神・発達障がいメンバーは、特定のことには非常に優れた能力を発揮する一方で、ある分野では極端に苦手といった個性があります。弱みが補完できれば、強みをいかんなく発揮し、事業に貢献できるポテンシャルを持っていると認識しています」

「本プロジェクトを進めるにあたって、多くの大学や支援機関の方々からご意見を頂いています。意見交換の中で、理工学系の専門分野に長け、高度な研究開発の経験をお持ちであるにも関わらず、コミュニケーションやマルチタスクの難しさにより、専門性を活かす機会に恵まれず、就職活動に苦労される大学院生や研究員の方々が多くいらっしゃるというお話を、たくさんの方から伺いました。そのような、埋もれている才能を発掘し、オムロングループの発展に貢献していただきたいと考えています」

メルカリの事例

もう一つの事例として、やはりKaienのホームページからメルカリの取り組みを紹介する。国内最大のフリマアプリ「メルカリ」を運営する株式会社メルカリは２０１３年に設立され、２０２０年現在の従業員数は約１８００人に達している。このメルカリでは、発達障害の人を積極的に採用している。

実際にメルカリに勤務しているKさんとYさんの発言からは、メルカリが企業としてきめ細かい支援やフォローを行っていることがよくわかる。

Kさん：「口頭コミュニケーションだけではなく、テキストなどの視覚情報でコミュニケーションが取れるので、とても働きやすいですね。同じチームに聴覚障がいの方がいることもあり、テキストでのコミュニケーションが主体になっています。具体的にはチャットツールのSlackでのやり取りです。業務ごとにチャンネルが分かれていて、困ったことがあればすぐに聞くことができます」

Kさん：「……マネジャーとは月1回、メンターの方とは週に1回、対面またはオンラインで1on1の面談をしています。

ここは障がい者雇用だからということではなく、会社の文化だと思うんですけど、メルカリはコミュニケーションの質をすごく重要視しているんですよね。面談も形式的なものではなく、僕たちの内面までしっかり理解しようと歩み寄ってくれている実感があります。だから安心して障がいをオープンにできる気がします」

プログラマーとして活躍し、IT関連会社からメルカリに転職したKさんは、会社としての安心感に大きなものがあると述べている。それには以下のようなメルカリ独自の制度が関連している。

Yさん：「『Sick Leave』というユニークな休暇制度があります。突発的に体調が悪くなった時などにお休みが取れる特別休暇を年最大10日間、有給休暇とは別に付与してくれる制度です。

日本ではとても珍しい制度ですが、グローバル企業では割と一般的な制度なんだそうです。『こういうのが必要だろう』と柔軟に取り入れるのがすごいなあと思います」

「あと、『Sick Leave』を取得するときは、原則診断書が要らないんです。相互信頼を大切にするので、ルールも必要以上に作らないようにする社風もメルカリの特徴のひとつだと思います」

発達障害者は貴重な戦力

このような雇用者の個性に応じた働き方を許容する企業の取り組みは、まだ始まったばかりである。官公庁も含めた多くの企業は、従来の型にはまった働き方についての考え方から脱却できていないし、「新しい取り組み」についてそれがうまく機能しないこともあり、さまざまな批判のあることも事実である。

２０２１年３月31日に、共同通信は、以下の記事を配信した。

「発達障害者、人材活用せず損失　２・３兆円、野村総研が推計」

４月２日の「世界自閉症啓発デー」を前に、民間シンクタンクの野村総合研究所は、自閉症など発達障害がある人を人材として活用できていないことによる経済損失が少なくとも年間約２兆３千億円に上るとの推計を発表した。ＩＴ分野で能力を発揮する人が多いとした上で、企業がサポート態勢を整える必要があるとしている。

この記事に対して、ヤフーニュースでは「どうやったら活用できるのか、実際にやってみてください」といった批判的なコメントが寄せられていた。

これは、重要なポイントである。確かに野村総研が積極的に障害者雇用を推進しているという実績はないようだ。また官公庁においても、障害者雇用がきちんと運営されていなかったことが明らかになり、大きな社会問題として指摘されたことは記憶に新しい。しかし、前述したオムロンやメルカリのような取り組みも存在しており、今後多くの企業がこの分野に参入することが期待される。

また、「ほとんどの発達障害は現場の生産性をマイナスにしてしまう。上司や同僚にとっても厄介な存在」などという極端な意見もみられているが、こうした意見は、発達障害と知的障害を混同しているように思える。

現在、社会的に話題となっている発達障害の人のほとんどに知的障害はみられず、適切な環境を用意すれば彼らは貴重な戦力となる。

ネット上の意見にあるように、ＡＳＤ的なこだわりの強さは品質管理やマニュアル作成などの細かい作業では貴重な戦力となる。「一般人」がスルーする微細で例外的な点まで、彼らはしっかりと検証するからである。またＡＤＨＤの特性を持つ人は、普段ずぼらでミスが多いかもしれないが、閉塞した状況を打ち破る発想や突破力を持っていることは、これまでの章で述べた通りである。

対談　ヤマザキマリ

「才能を活かすために必要なこととは」

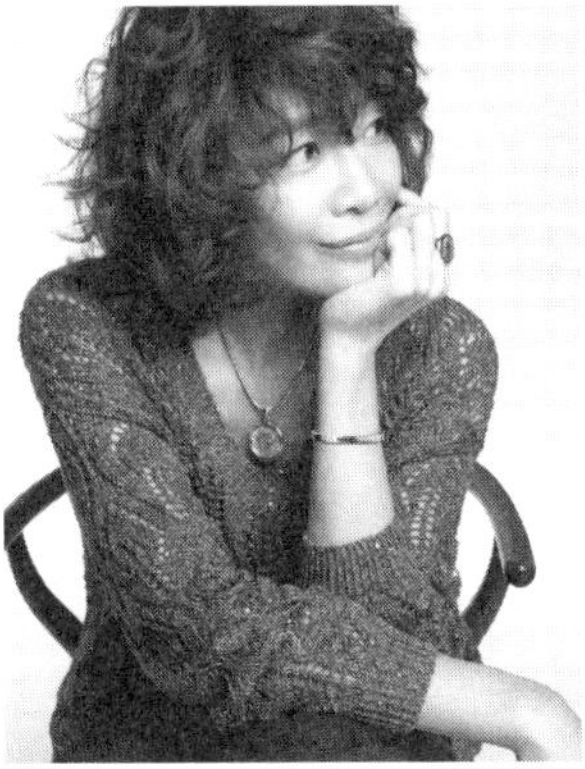

[Profile]

ヤマザキマリ

漫画家・文筆家。東京造形大学客員教授。1967年東京生まれ。

84年にイタリアに渡り、フィレンツェの国立アカデミア美術学院で美術史・油絵を専攻。比較文学研究者のイタリア人との結婚を機にエジプト、シリア、ポルトガル、アメリカなどの国々に暮らす。2010年『テルマエ・ロマエ』で第3回マンガ大賞受賞、第14回手塚治虫文化賞短編賞受賞。2015年度芸術選奨文部科学大臣新人賞受賞。2017年イタリア共和国星勲章コメンダトーレ綬章。著書に『スティーブ・ジョブズ』(ウォルター・アイザックソン原作)『プリニウス』(とり・みきと共著)『オリンピア・キュクロス』『国境のない生き方』『ヴィオラ母さん』『たちどまって考える』『ムスコ物語』など。

傑出人への注目

岩波明　私は臨床医として、ここ10年から15年くらい、発達障害を主な対象として仕事をしてきました。発達障害は障害という名称にはなっていますが、実は、そういった特性のある方には非常に傑出した能力を持った人が多く、社会の中で活躍している人も少なくありません。

本書では、特にアートの分野やビジネスの分野で活躍されている方を中心に取り上げて考えてみました。難しい面は多いですが、そういった突出した能力を持った方が活躍できるような社会あるいはシステムがもう少し日本でもできないか、そのためにはどうしたらいいのか、ということを考えていければと思っています。

たとえば、本書の冒頭で取り上げていますが、新型コロナウイルス対応で話題になった台湾のＩＴ担当大臣オードリー・タンさんは、いわゆる神童でしたが、昔でいうアスペルガー症候群、今でいう自閉症スペクトラム障害の特性を持っている人です。このため、学生時代にはだいぶ苦労されたようです。

オードリーさんのように現在活躍されている方もいれば、断定はなかなか難しいんですが、歴史上の人物の中にも同様の人が数多くいます。アメリカの発明王エジソン、日本人でいうと細菌学者の野口英世。アートの世界では音楽家のモーツァルトや美術家のダ・ヴィンチなど。そういう傑出人に注目して、ヤマザキさんは作品を描かれていますね。

ヤマザキマリ　私が手がけた漫画作品である『スティーブ・ジョブズ』もそうですが、それこそ『テルマエ・ロマエ』の浴場設計技師ルシウスなんかも発達障害と思しき人物です。現在は『プリニウス』という古代ローマの博物学者が主人公の漫画連載をしていますけども、この人も条件だけみていくとまぎれもない発達障害ですね。

プリニウスが書き残した『博物誌』は、数十巻にもわたる、何世紀も読み継がれてきている数少ないラテン語文献の一つなんです。あらゆる動植物、森羅万象の出来事を分析していてたいへんすぐれた読み物ではあるのですが、史上最悪のラテン語文献と呼ばれているんですね。なぜかというと、プリニウスは文学的観点にはまったく頓着していないからです。ひたすら自分が見つけたこと、思ったこと、収集してきた情報をすべてとにかく書き連ねている。それが後々、たとえば、修道院で薬を作る際の基礎的な指南書のようになります。そこで取り上げられている植物や生物は中国の漢方薬ともシンクロするんですけれども、当時これだけの書物の編纂を、要するに博物誌学的な限界を極めてやった人間は他にいません。

プリニウスは、ヴェスヴィオ火山が噴火したときに、麓に暮らす友人を助けに行くという目的で火山に近づき死んでしまいます。友人を助けに行くというのは本心だったと思うのです。『プリニウス』については、そういう彼の特異な人格も踏まえて、漫画を描きたくなった一つの動機でもあるんですけど。

過剰集中の人々

ヤマザキ　私は17歳からイタリアに住んでいるんですが、自分の周りには、とにかく変わった人が多かったですし、私も彼らのうちの一人と思われていたんだと思います。

たとえば、夫は16歳で飛び級して大学へ入ったはいいものの、やはり外側の世界にはなかなかなじめない人でした。1日、ひたすら本を読み続けていて、立ちもしない、トイレにも行かない。私も絵や漫画を描いていると、飲まず食わずでトイレにも行かず15時間とか座り続けてしまう。こんな夫婦は正直破綻するしかないでしょう（笑）。

彼のお父さんがまた同じくで、エンジニアとして自動車メーカーに勤めていたんですけど、彼にとっては社会的協調や調和性というものはそんなに重要なことじゃなかったんでしょうね、会社とけんかになってしまって辞めちゃって。それで、自分一人で開発をすると言って、家の地下を改造して大きな研究室を作り、商売にする気があるのだかないのだかわからない奇怪な乗り物を創っています。

人物の面白さもあるんだけれども、社会に受け入れてもらえない葛藤だったり、そういった人の生き方って必然的にドラマチックになるんですね。すると、漫画にもしやすい。『スティーブ・ジョブズ』に関しては、スティーブ・ジョブズの伝記が翻訳されたときに、その版元である講談社から話がありました。『テルマエ・ロマエ』を描いたあとで、ジョブズの伝記を漫画にしてくれる作家を探しているんだけども、変わり者の外国人を描かせたらヤマザキさんでしょう、という理由で提案されました。

スティーブ・ジョブズ自体は知っていました。ジョブズが亡くなったとき、私たちはシカゴで暮らしていたのですが、息子が高校に通っていた時期で小遣いという小遣いをすべてアップルストアで使い果たしているから、正直スティーブ・ジョブズには全然シンパシーがありませんでした。彼の経済的なストラテジーも、どこかえげつないというのか、浅ましいヤツだなと思っていて、実は当初、漫画化を断ったんです。

そしたら、息子にものすごい怒られて。きちんと本も読まずにね、人となりを表層的なところで決めて、変なヤツだってジャッジするのは間違ってると言われて。それで渋々伝記の原書を読んでみたら、驚くべきことに、ものすごく感情移入ができたんです。ジョブズの心理、さまざまな葛藤や苦悩がものすごく理解できるわけです。それで、最終的に引き受けることにしたんです。

岩波　ジョブズのような人たちは、飲まず食わずで、こう、何日も、絵を描いたりとか、本を読んだりし続けるわけです。これを発達障害の特徴というのか、あるいは芸術的な才能というのか、なかなかわからないところもあります。

ヤマザキ　過剰集中ですね、完全に。

岩波　美術家の方もいればそうでない方もいるんですけど、実は私の外来に通院している人の中に、そういった特性を持っている方が時々いらっしゃいます。発達障害のなかのADHD（注意欠如多動性障害）の傾向の強い人に多いですね。

マインド・ワンダリングというキーワード

岩波　ヤマザキさんの『生贄探し　暴走する脳』（中野信子共著、講談社＋α新書）の中にあったと思うんですが、頭の中はいつも自由にいろんなことを空想して考えていられる、とおっしゃっていました。

　これが、まさに、本書のもう一つのコンセプトです。このような現象について、マインド・ワンダリングという言葉を、われわれは使っています。心が徘徊している、さまよっている、ということですね。

　直線的な思考が続かずに、いろんなところに飛び、あるいは関係ないことを思いついて結びつける。まさに迷走するわけです。マインド・ワンダリングという現象は創造性と非常に関係が深い、ということがデータとして示されています。

　アートの世界だけでなく、ビジネスの世界でも、ジョブズとか、電気自動車企業テスラ社のイーロン・マスクとか、そういう人たちにも、ちょっとそういうところがあるようです。創造性においては、過剰集中とマインド・ワンダリングの2つがポイントではないかと考えています。

ヤマザキ　じっくり考えていたと思ったら、思考がいろんなところに飛んでしまうのは確かに今もあります。一つのことを考え続けていると、どんどん妄想や疑念が枝分かれしてしまう。友人と話しているとよく「話題が飛ぶよね」と言われることがあります。

　私の母親は自分の子供が少し特殊だということは、早くから察知したんだと思うんです。

白い空白があれば絵を描いてしまうし、描き出したら描き出したで無我夢中なので周りのことはまったく眼中に入っていない。でもそんな性質を変えるのではなく、活かせる土壌に連れていかなきゃいけないという気持ちがあったようです。本人が音楽家だったというのもそういった発想を助長していたのでしょう。

中学生になって進路指導の先生からは「オマエ、絵の世界に進みたいと言ったって、食っていけないぞ」と言われます。絵とか音楽じゃなくて、経済生産性のあることを目指せ、と。考え込んでいた私に母が「ヨーロッパに行ってこい」って、14歳のときに1か月間、一人旅に出されたわけです。

そこでルーブル美術館を見た。過去の想像力過剰な人たちの作品を見たときに、絵を生業としていた人たちがいたということを肌で感じた。母は親として、娘にそれを認識させる必然性を感じたんだろうなと思うんです。

でも、そうした傾向は後天的なのか先天的なのか、ちょっとわからない部分があって。私の場合、母がシングルマザーで、父は早く死んでしまい、かなり孤独でした。寂しい気持ちをどこかでまぎらわせたくて本をたくさん読んだり、外で昆虫を捕まえたりしていました。

ときどき母のオーケストラのコンサートに連れていかれるんですが、つまらない楽曲の演奏のときもずっと座っていないと母に怒られるのでじっとしていなければならない。そのときから、音楽を聴きながら頭の中で、何かをイメージするというのが癖になっていきました。

周りのことに気がつかないほど想像力過剰になったりする傾向というのは生まれつきのものなんでしょうか、それとも、後天的なものなんでしょうか。

岩波 現在は、生まれつき持っている特性というものが基本になっていると考えられています。ただし、ヤマザキさんのお話のように、ある意味、鍛えられるというか、訓練というか、磨かれるということは、十分にあるんじゃないでしょうか。

遺伝は、確実にあるようです。ただ、ストレートな遺伝だけではなくて、親子で比べたときにかなり薄まってしまっていたりとか、あるいは、突然、すごく濃厚な子供ができたりとか、まだまだわからないことが多く、いろいろなケースがあるみたいですね。

ヤマザキ 私の夫もそうですけど、家族の中の誰か、たとえば親がそういう人だと、子供もなんとなくこういう人であっても許される、別に社会に適応できなくてもこういう生き方もある、という認識になっていく。それで、ちょっと他とは違う、足並みがそろわないことをしたとしても、まあいいのか、と思う傾向が生まれるというのは思うんですね。

問題は受け入れる土壌

岩波　時代と場所にもよると思いますが、日本は、はみ出した感じの人をなかなか認めないという風潮が、どうしても強いと思うんです。

ヤマザキ　『生贄探し 暴走する脳』で対談した脳科学者の中野信子さんが言っていたのですが、日本人というのは、自分より突出した人がいても、そこから触発され、それを糧として自分も伸びようというふうにはとらえないそうです。その代わり、自分が平均であり、最高であると思いたいので、自分よりすぐれていると思われる人が現れれば、排除しようとする。

『スティーブ・ジョブズ』を連載していたころ、文科省かどこか忘れましたが、「スティーブ・ジョブズ育成プログラム」というのが立ち上がったという話を聞きました。なんだそれ、とびっくりしたんです。そもそもスティーブ・ジョブズは育成してできるものじゃない。もしジョブズのような人間を欲するのなら、ジョブズのような人間を受け入れられる社会的な環境を作るほうが先じゃないかと思ったわけです。

ジョブズが最初にアタリというゲーム会社に雇ってもらおうと出向いたとき、彼はロン毛に裸足で、風呂にも入っていないから臭い。便器で足を洗うみたいな人だったわけですが、そのときもまるで面接に行くような仕様ではなかった。社長室では社長の机の上に足をあげ、「オレを雇ったほうがいいぞ」と（笑）。社長は戸惑いましたが、ジョブズは門前払いされなかったんです。

岩波　日本では、考えられませんね。

ヤマザキ　そんな男を雇う人事なんてきっとどこにも存在しないでしょう。結局ジョブズは雇われるんですが、周りの人間を全員バカ呼ばわりするし、ホントに唯我独尊で、他人の言うことに聞く耳を持たない。文句が出る中、それでも社長にとってはジョブズは得難い人材だったわけです。それで受け入れていた。

その後のアップルにしても、NeXTはじめ自身で築き上げた会社にしても、ジョブズは、気に入らない人をどんどん辞めさせる。ジョブズの罵詈雑言の嵐に1か月耐えた人は、「ジョブズに耐えたで賞」みたいな賞がもらえたんですよ。

ひどいヤツだし面倒だけど、そんなことが理由で排除などはしない。こういうヤツもいるけれど、共生していかなきゃ面白いものは作れないし、経済も伸ばせない、というアメリカ社会の姿勢には感心しました。

岩波　そうした寛容さがいちばんあるのは、アメリカという国だという気がしますね。日本は、もう、全然ない。ヨーロッパはどうなんでしょう。やっぱり、伝統的なしきたりみたいなものが強いのでしょうか。

ヤマザキ　厳しいです。ヨーロッパの多くの国々は植民地文化が根付いているので、さまざまな宗教観とか倫理観を混然一体と包括していかなきゃいけない世界ではあった。でも、それだからこそ彼らには譲れない誇りや保守性もありますね。

どういうところにその保守性が露呈するかというと、主に学術環境です。大学で先生が席を退かない。新しい人たちにポジションを与えない。結局、可能性を持った人は、みんなアメリカに流出してしまう。イタリア語で「脳みその流出」という言葉があるくらい現在ではものすごく顕著な現象になっていて、危機感を抱いている人もいるくらいです。

エリート育成プログラムの是非

岩波　ヤマザキさんの『仕事にしばられない生き方』（小学館新書）の中にシカゴ時代の話があって、スーパーマン的なエリートを養成するようなシステムはあんまりよくないんじゃないか、とおっしゃっていましたね。

ヤマザキ 夫は比較文学研究をやっているんですけども、ヨーロッパに自分の居場所がなくてやはりアメリカに行ったクチです。イタリアの大学ではいろいろと嫌な目にあって、最終的にシカゴ大学に居場所を見つけて移動することになったわけです。それまではポルトガルにいたんですけど、夫が先に単身赴任しました。1年待って、ちょうど息子が高校に上がるときにシカゴに移り、地元の公立高校に入りました。

実はこの高校にはインターナショナル・バカロレア（略してＩＢ）というプログラムがあって、息子はそこに入りました。要はマルチリンガルだったり、いろいろな国の教育を受けてきていたりする、他の子供たちとは一線を画す能力や経験を持った子供たちが集まるコースです。外交官の子供とか、企業で転々としてきたような人の子供とか、親がエリートである場合が多いんですけど。息子はなぜかそこに入ってしまったんですね。とりあえず４か国語ができるのと、リスボンで数学オリンピックに出場したという理由で。

ＩＢには突出した、それこそ発達障害のような子供たちが多く集まっていました。それぞれが持っている特殊性や個性を活かした教育をしていこうというのが、このプログラムのコンセプトです。アメリカの学校は、そこを歴然と見極めていて、そういう子供たちの才能こそどんどん伸ばさなくてはいけないと考えている。

ＩＢプログラムで挫折した子供たちは普通のクラスに入り直しますから、最終的にＩＢには本当に特化した人たちだけしか残っていきません。ちなみにクラスの中には数名、外交官の子供でもなければマルチリンガルでもないのに残っている子供たちが交ざっていました。その子供たちは、赤ちゃんのときから塾に通わされていると聞きました。ＩＢプログラムに入ることが狙いなんです。特殊な才能を持った子供たちと一緒にいることで、自分の子供も伸びるんじゃないか、と考えている親たちがいるようですね。

岩波　本書で、イスラエルのシステムを紹介しているんですね。タルピオットっていうんですが。半分、イスラエル軍の管轄にあるんですけども、1世代で50人限定らしいですが高校3年で選抜をして、科学技術全般と軍のメカニカルな部分を担当するように教育されるわけです。

同時に、将来起業をするときの訓練をさせたり、実践的な課題を課したりと、かなりハードなシステムです。タルピオットは3年で終わり、卒業者は軍隊の中枢の任務や研究所の仕事に就く。しばらく軍にいてから、さらに研究を進めたり、別な大学に行ったり、新しいＩＴ企業を起業したりするようです。１９７３年の第四次中東戦争で、イスラエルがアラブ側に敗北しかけたときがあって、それをきっかけに、このままじゃダメだ、国の中枢を作る人物を作れ、ということで、新たに始まったシステムのようです。軍に残る人もいれば、グーグルやマイクロソフトに行って、新しい技術を作っている人もいる、タルピオットは、今や世界を牽引するシステムになっているようです。

相当に厳しいプログラムが組まれるらしく、50人のうち、10人から15人は脱落するという話です。そういったまさにエリートの育成を、日本でも、やるべきでしょうか？

ヤマザキ 日本と欧米の大きな違いが何かというと、まず、大学ですね。イタリアの場合、100人の子供たちが義務教育を受け始めるとすれば、大学卒業まで残るのは10名程度と言われています。大学に行くということと就職を有利にするということは、日本と違ってまったく無関係。イタリアの場合、大学のランキングなどというものはありません。主要な都市にはだいたい大学がありますが、ミラノやローマのような大都市だからすぐれているというのもありません。だから、学術で残っていくのは、その学術を本当にやりたい人たちだけ。必然的に、大学にはちょっと変わった人たちが残っていくようになる。アメリカもそうですが、こうした欧米の大学環境というのは、本腰で学業と向き合う根性がなければ簡単に挫折するくらい、がんばって勉強しなくてはなりません。日本のように単位さえもらえればいい、という姿勢とはまったく違います。

息子は、ハワイ大学の工学部へ進んだのですけど、ハワイ大学から1年間だけ、京都大学に留学したことがありました。そこで彼から疑念に満ちた電話がかかってきたんです。すごい大学だと聞いていたから心の準備をして行ったんだけど、なんだかみんなあんまり勉強していないんだよ、大丈夫なんだろうかと驚いている。先生も、そんなに厳しくないので不安になると言っていました。ハワイは名前だけのイメージだとどこか緩そうですがとんでもない。特に理系は寝る時間も削って勉強しないと置いてけぼりになってしまう。教師ですら論文をどんどん出したり、授業で人気がとれていないとクビになってしまいますからね。容赦ありません。

そのうち日本でも、ものすごく特化した才能の人たちを残していけるような、先生がおっしゃっていたイスラエルのタルピオットのような要素を帯びた環境が作られていくのかもしれませんが、日本人のメンタリティを考えるとすぐに適応できるかどうかは疑問です。

出る杭を打てというメンタリティ

岩波　日本には、「出る杭を打て」みたいなところがありますね。

ヤマザキ　それはおそらく調和を重視する社会だからじゃないでしょうか。特殊だったり、突出したものがあっては調和が乱れてしまいますからね。

息子は外国で生まれたけれど一応日本国籍なので、大学を卒業したあとに日本で働きたいと、いくつかの企業のオンライン面接を受けたのです。そうすると面接官の人が話しているのを、腕組みをして、うなずきながら聞いている。それを受けて積極的に自分の意見を言う。面接官の人は最後に「今日は本当に勉強になりました」と言って締めくくっていたんです（笑）。息子に「絶対に落ちるよ」って言いました。案の定、不採用だった。「なんでだろう。何がいけないんだろう」って彼は言うわけですね。面接官の人もとてもいい感じで反応してくれていたのに、と。

よく言われることだけど、日本の場合、就職については体育会系の人がまず優先される傾向が強い。ヒエラルキーがある世界の中で鍛えられてきて、不都合があろうと不条理があろうと、上の人が言ってることをハイハイと聞くことが企業にも求められる。それに比べて息子は相手に対して自分の見解をはっきりと告げ、どこからどうみても「会社の色に染まります」っていう姿勢を出さない。「自分の持っているスキルは発揮したいと思うけど、なにも思想を会社色に染めたいわけじゃない」と言う息子は、結局日本での就職活動はやめてしまいました。要するに、個人主義的な考え方をしている人たちが集まって面白いプロジェクトを立てるという考え方は日本にはないということを感じたわけです。

岩波　病院で診ている患者さんが言う失敗の仕方は、まさに同じパターンです。その人は、就職していて、会議などで、上司の誤りをはっきり指摘してしまう。「先輩、これはこうですよ、違いますよ」みたいなことを、みんなの前で言っちゃうんです。そうすると、×マークがついてしまう。要するに、「コイツは、みんなの前で、オレに恥をかかせた」みたいな感じで、とらえられてしまうんですね。

率直な発言みたいなものは、多くの会社ではしないほうがいい。だから、僕は、そういう患者さんには、「君は、会社では喋るな」と言うんです。「黙ってろ、黙って先輩の言うことを聞いてろ。そうしないと、今の部署にいられなくなるよ」みたいな話をこちらのほうからしています。

ヤマザキ　それが日本における圧倒的な資本主義の構造なのだから仕方がないわけですよね。そういう話を聞けば聞くほど特化した才能を持った個人が集まるのではなく、同質の人間で集まる調和性重視の日本という社会の特徴が見えてきます。

言う、ということ

岩波　伝統的な、というんでしょうか、日本は、アベレージをずっと求めているような社会であると思うんです。僕自身、それはよくないと思っていました。

ただ、改めて考えてみると、そういう社会の中でも、学術の世界でもアートの世界でも、世界的レベルの仕事をしている日本人が存在している。ヤマザキさんもそのお一人だと思うんですけど、そのあたりのことをちょっと知りたいな、と思うんです。

いい例かどうかわかりませんけど、いわゆるオタク文化的なものもそうです。美術の世界は詳しくないんですけど、たとえば演劇の世界なら、日本の小劇場は世界のトップクラスだと思っています。科学の分野でもノーベル賞学者もたくさんいます。実際、非常にいい仕事をする人がたくさんいる。

ヤマザキ　私の母親は、この子はこのまま大人になると日本では絶対に苦労するとわかったので、海外へ行くことを提案したのだと思います。価値観が違う場所に行くことで、まず、自分がいる場所はここだけしかないという狭窄的な視野から解放されます。

ルーブル美術館に陳列されている作品の数々を見たときに、進路指導の先生が私に言った「金にならないことはやめろ」という言葉がひどく瑣末なことに思えてきました。お金との交換性はなくても、芸術は人間にとって必要不可欠の栄養素であり、それはそれで誰かが生産し続けていかなくてはならない。苦労をしようとなんだろうと、お金という尺度だけで人間が生み出すことを判断するのはおかしいと。魚や昆虫が卵を産むことをいちいち意味があるかないかで評価しているような、そんな感じがしたんです。

日本人でも表現で結果を出している人は、他者の評価などいちいち考えずに、勤勉にまっしぐらに自分のできることをまっとうしてきた人たちだと思うのです。間違いを指摘されて「オレに恥をかかせやがって」っていう人は、そこまでの人ということになるでしょう。明らかにそこで人は分別されるということだと思います。

今、日本は政治体系にしても教育の理念にしても、中途半端に西洋化してしまっていると思います。明治維新以降西洋、西洋って拍車をかけているけれど、日本に西洋化がなじんでいるとは思えないシーンがたくさんある。

たとえば、喋らなくても通じ合うとか、阿吽《あうん》の呼吸で認識し合うとか、そういった日本的な美徳は、西洋ではまったく通用しません。私にはイタリア人の家族がいるけども、そういうことでいつも大げんかになります。すべてを言語化しない美徳は持ち続けているべきだと思いますが、情報も含めここまでグローバル化した日本では、西洋式の考え方を導入する必然は確実にあります。ディベートという批判の精神もその一つでしょう。

私は日本ではお喋りで言葉でかぶせてくる圧がある人と思われていますが、イタリアで生き残っていくにはそういったスキルを身につけるしかありませんでした。考えの言語化というスキルを自分に導入できたことはラッキーなことだったと思っています。最近はかぶらないように規制しつつも、ああ、このへんだったら、少しこういうことを言ってもいいかなっていうふうに、舵をとれるようになってきたかと思うのですが、なかなかそれでも難しい。今でも人と付き合っていると、立ちはだかる壁を感じます。

天動説男性と地動説男性

岩波　ヤマザキさんは、スティーブ・ジョブズとダ・ヴィンチには共通点が多いとおっしゃっていますね。

ヤマザキ　先日友人とこの世には天動説男性と地動説男性がいるっていう話になりました。つまり天動説男性というのは、ダ・ヴィンチだったり、ジョブズみたいな人のことを指しています。天動説の人たちは自分を卑下したりはしない。社会からはつまはじきにされていても、自分の考えは曲げたくないし、どこかで自分を特別だと思っている。社会と足並みがそろわないことが負荷にならない。

ジョブズは天道説なオレを否定しない支持者をたくさん得ていたけれど、ダ・ヴィンチに関しては、ルネサンスの大きなムーブメントを作ったメディチ家の庇護下にあるたくさんの芸術家たちの中にも入っていません。完全に孤立していました。彼が残したノートには、ボッティチェリのようなメディチ家の庇護下にあった大物画家の悪口も書かれていなす。あいつらラテン語なんかで喋りやがって、スカしやがって、みたいな文句が綴られているのですが、買い物リストに「ラテン語教本」もあって（笑）。なかなか味わい深い。ダ・ヴィンチといえば鏡文字ですが、あれも発達障害の特徴と言われていますね。

そもそもダ・ヴィンチは、決められたことを勉強することができなかった。心の赴くままに気が乗ったことはできるけども、人がやっているのと同じことをやるのが苦手だったようです。

岩波　マインド・ワンダリング的なところに特化しているのですね。

ヤマザキ　ですね。ラテン語教本を買ったということは、一応集団に同化したいという気持ちもあったということなのでしょうけど、無理でした。彼には一般教養が足りないというコンプレックスがあったと思うのです。

学歴に依存せず、学習環境に依存せず、自分の持っているスキルを自分で磨きあげていくという点では、ジョブズも同じなんです。周りと同じことをやれと言われてもできない点も、とてもダ・ヴィンチと似ているところです。

そして、２人とも感覚的な審美眼がものすごくすぐれている。ダ・ヴィンチは、とてもおしゃれな人だった。センスがよかった。ジョブズも製品に求めていたのは便宜性よりも外観のミニマルなスタイリッシュさでした。便宜性を求めれば、USBポートだらけでダサくなってしまう、それは嫌だった。技術も大切ですが優先順位は高くない。ジョブズは不便さにある美徳が必要だと考えていたのでしょう。ユーザーは不便さゆえに頭を使うことをもしかしたら楽しむかもしれない。デザインに関しても洗練されたもののほうが持っていて気持ちが豊かになるだろう、というのがジョブズの考え方です。

合理性が優先ではないから、たとえばダ・ヴィンチという人は絵を完成させられない。先が見えてきちゃうとやめちゃうんでしょうね。さらには、依頼を受けた絵に、やらなくていいのにわざわざ新しい実験をしてしまうんですよ。普通だったら、何千万円というお金が動くような仕事を引き受けたときは、冒険しちゃいけないじゃないですか。たとえば、描いてる端から消えていってしまうような絵具を使ったりはしません。ところがダ・ヴィンチはそういうことをしてしまうんです。おそらく、そうしないと高揚できないのでしょうね。リスクとか冒険心というものが動力源になっているという意味でも、ジョブズとダ・ヴィンチは似ているかなと感じました。

岩波　危険を好むというんでしょうか、そういった傾向も、実は、ＡＤＨＤの特性を持っている方に多いんです。センセーション・シーキングと呼ばれています。

たとえば、ウィンストン・チャーチルです。第二次世界大戦当時にイギリスの首相でした。チャーチルは一般的には躁うつ病かうつ病と言われているんですが、はっきりはしませんがベースにはどうもＡＤＨＤがあるようです。

チャーチルは飛行機の操縦ができました。当時の飛行機は非常に危険だったんです。まだ平の国会議員だったころの話なんですが、一人であっちこっち乗り回して危うく死にかけたという記録が残っています。国会議員が自分で飛行機を操縦するなんて考えられなかった。チャーチルは子供のころから、スリルを楽しみすぎてしまうところがあったようです。

ヤマザキ　ダ・ヴィンチもジョブズも、危険を楽しむ分だけ当然ひどい目にあったりしていますからね。疎外されるのが平気とは言っても、孤独感というのは凶暴ですから。でも最終的にはその苦しみすら作品の糧になっている。あえて危険に挑むというのもこの人たちの特徴ですね。崖の上の林檎を食べなければ栄養にならない、生き延びられない、という必然なんだろうと思うんですよね。

スティーブ・ジョブズとローマ人

岩波 ヤマザキさんは、ジョブズはローマ人に似ているともお書きになっていますよね。

ヤマザキ ローマ人は、まさに危険を承知で改革に挑んできました。新しいことを築いていくためには危険を糧としなきゃいけない。好奇心と冒険心ですよね。冒険心そのものが国威になるということをローマ人たちはわかっていた。で、そこには寛容というキーワードを用いないといけない、属州を増やしていくために、乱暴であればいいかというとそうではないということを、千年の歴史の中で立証していくわけです。戦争だけではなく、頭を使った交渉力が大事だった。賢帝と呼ばれる知性も教養もある人が皇帝として選ばれていた時期がありましたが、彼らは無駄な戦争はしないわけです。暴力行使ではなく、ストラテジックに言葉を使って隣国と交渉をするわけです。

私が尊敬するハドリアヌス帝という人は旅する皇帝という別名がつくほど、広大化したローマ帝国の辺境を回って様子を視察し、近隣の支配者とも友好的な交渉を交わし、同時に文化的な見聞を広げた賢帝でした。ローマという国の物差しを導入してもらうのに、相手の物差しは取り上げない。それはそれで尊重し、プラスでローマの物差しも場合によっては使ってもらいたい、というのがローマ帝国繁栄の鍵だったと言えるでしょう。古代ローマの浴場文化は、隣国にローマを受け入れてもらうための外交手段になっていましたし、進化したインフラの導入など相手に喜ばれるような奉仕をしたことも大事です。そうすることで、いろんな考え方、多元的な物事のとらえ方、自分の国独自の倫理的な価値観の規制からはずれた物事の考え方ということを、帝国の属州の人たちも身につけていくようになる。

スティーブ・ジョブズのディベート力というのは、非常にローマ的だと思いましたね。話術で人を魅了して、セールスに密接に結びつけた。相手の好奇心にうまくこちらへの好奇心を芽生えさせる。ジョブズのプレゼンテーションなんて、ローマの元老院の人たちがやっているのと同じことだなと、いつも思いましたね。この人は、ローマでもやっていけるなって思いました。

ローマと日本と宗教

岩波　ヤマザキさんは、ローマ帝国をすごく評価されていると思います。おっしゃるように、実際、ローマは無駄な殺戮や征服はしていない。それから、公共事業的なことにもしっかりお金をかけている。不思議なのは、あの時代なのにあまり血縁で皇帝が決まっていないことです。

ヤマザキ　血縁だけで継承していけば、もちろんまったくその器に相応しくない人までが選ばれてしまうので、いろいろ大失敗をするわけです。ユリウス家といって、初代皇帝アウグストゥスからティベリウス、カリグラ、クラウディウス、ネロまでは世襲で来たんですけど、血縁というだけでとんでもない暴君が選ばれてしまう。さすがに学習するわけですよ。血がつながっていれば、それでいいという問題じゃない。新しい人を見つけるのは容易なことではないが、このままでは破綻するので、保守的な考え方はこのへんでやめようという、行動力と実践力が稼働するわけですね。

岩波　その後のヨーロッパの王制はどの国でもほとんど血縁でやっていくわけです。古い時代にもかかわらず、なぜローマは先進的だったのか、不思議な気がするんですね。

ヤマザキ　それはやはり地中海という地理的条件に伴う侵略や支配の歴史などから得た経験則もあるのだろうと思います。一つの考えに固執しない条件があったというか、さまざまな文化や思想が行き交う環境があったわけですからね。

ローマ帝国はあそこまで拡大しましたが、すべてのテリトリーの隅々まで頭のいい人の監視が行き届くわけじゃありません。下々でさまざまな反乱が起きて、最終的には脳みそはないけど暴力性はあるみたいな人たちが権力を握っていくようなことが発生してしまう。それが古代ローマ帝国の崩壊につながっていくわけですが、やむを得ない顚末でしょう。

キリスト教の力が伸びてとうとう国教となるわけですが、宗教への依存は私は人間の怠惰性のひとつの表れだと思っています。神頼みは楽ですからね。だからそう考えるとローマ人は自分たちの人生に勤勉ではあったと思います。自分たちの脳で考えないと判断できないというところに至ったので、世襲をやめて普通の人たちから皇帝を選ぶということもできていた。

岩波　現在の欧米は、以前ほど力はないにしろ、やはりキリスト教の力というのが強いと思うんですね。われわれの分野でも、社会福祉の分野でも、政府がやるべきことでやれないことを結構、教会がイニシアチブをとっている。患者さんに対するボランティア活動だとか、相当、しっかりやるんですね。

私はドイツにしばらくいたことがあるんですが、教会が根を張っているっていうのを身近に実感しました。日本はそういうことがないので、ある意味、宗教から自由ではあると思っているんですけども。

ヤマザキ ドイツもそうですが、イタリアなど欧州の人々のメンタリティはキリスト教の倫理でできています。イタリア人の夫とは、結婚して何十年もたつけど、わかり合えないことはわかり合えない。私も洗礼を受けているのでキリスト教的なことも理解できるんですが、なにせ宗教的な拘束や戒律がない日本で17歳まで育っているので、キリスト教的解釈に合わせることはできますが、それが絶対だとは思っていないところもある。

日本というのは、倫理観が宗教に紐づいていないわけですね。何に紐づいているかというと世間体です。世間の、流動的な、アメーバのようにどんどんどん変化するモノの流れや考え方、空気を読む。空気を読むということには、世間体という戒律の最たる象徴的なものがある。慈愛と慈悲を基軸とした個人尊重のキリスト教的倫理で象《かたど》られた人たちには、この社会的調和を重視する世間体に縛られたメンタリティが理解できなかったりします。

ところが彼らの祖先であるローマ人には宗教的な倫理拘束がない。ローマ人の世界も八百万の神に司られていて、一神教ではありません。世間だったり、周りの流れということを意識しながら生きていた。そういう意味では非常に日本人と共通項がある。なので、神にすがればいいというわけではない。そこが、たぶん、お風呂よりも、ローマと日本が強く共通する部分じゃないかと思いますね。

ローマ時代がすごいのは、世間体というものに縛られていなかったこと。属州が多すぎて、さまざまな文化が入り込みすぎて、「普通、こうじゃん」っていうアベレージがない。日本はひとまず「普通」という倫理の基軸がありますからね。「普通」は調和にとって絶対不可欠なものですから。

協調・調和についての日本のズレ

岩波　単一民族という言い方は正しくないのかもしれませんが、日本の場合、多くの人に共通したものがあまりにも多すぎる。そのために、外国人に対してもですが、変化や他の考えをほとんど認めない部分が強すぎるところがあるように思います。

ヤマザキ　キリスト教の国であれば、まず個人主義というのが元々みんなに根づいています。みなバラバラでも問題なし。人種構成をみても、黒人もいれば、白人もいて、黄色人種もいる。ちょっと脳みそが特化してすごい人とか、ちょっと遅れ気味の人とかがいても、そういった人々が渾然一体となって構築されるのが社会であり、一見統制の難しい状況を彼らはキリスト教的な倫理を共有することでバランスをとっている。日本ではそうしたバランス調整の必要性がないように、もともと質量も形も同じものが求められているような傾向がありますね。

岩波　帰国子女の人を診療することがあるんですけど、彼らは、アメリカなり、オランダなりは非常によかったと言うのです。自分はズレたことをしていたかもしれないけど、誰も何も言わない。自由に楽しく過ごせたけど、日本の学校に入ると、とにかく小うるさい。決まりが多くて、息が詰まる。それで、また外国に戻ってしまう人もいるのです。

ヤマザキさんが言う日本の空気というか、雰囲気というか、それを、もうちょっと変えられないものか、と思うんですね。

ヤマザキ　変わるかもしれないんですけど、早急には無理だと思うんです。西洋化ということは、極端に言えば、キリスト教的倫理を持った人たちの生き方を学ぼうということです。でも日本には日本という土壌や風土に適した上でこうしたメンタリティが構成されてきた。そこにいきなり個人主義的な社会構造を導入しようとしても、難しいと思うのです。明治維新から150年以上たち、それでずいぶん日本人にも西洋人的メンタリティが導入されてきたけど、まず完全な西洋化は無理だと思うし、求める必要もないと思います。ただ、日本的な保守性こそがすべて、という考えに留まるのは危険だと思います。そこはローマ式に、譲れないものもあるけど、西洋的なやり方も時には役に立つし、よい社会を作るヒントになるということを知る必要はあるかと。

岩波　学生や若い職員を見ていると、より現状維持主義というんでしょうか、がんばって新しいことを、とか、何か変えよう、とか、そういう志向のある人が、ホント、少なくなっているように感じます。今のポジションをどう守ろう、みたいな雰囲気が非常に強い印象があります。

ヤマザキ　危険を好むという体質が新しい時代を築くきっかけになるんだとすると、今の日本は、誰一人として危険を好んでいませんから、なし得ないでしょう。教育にしても、子供にできるだけ失敗させない、まちがった道を進ませない。社会で適応できないような子供になってほしいとはどの親も望まない。でも、人間にとって最も大事な、失敗や屈辱という感性を磨かずして成熟はなし得ないでしょう。人間という生物はそうした感受性の修練がなければ完全に持っている機能を使いこなしているとは言えないからです。私は、ここにすごく危機感を抱いている。

私たちが子供だった昭和では、今よりずっと多様な家の人々がいて、それを認め合いながら生きていたと思うのです。戦後から80年代くらいまでは、それほど普通でなければいけないという社会的な強制力は感じられなかった。変わった人がそばにいることに、みな結構慣れていたはずなんです。でも今は、ホントに、普通が幅を利かせすぎている。そこが、何より特化した何かを持ってる人たちを苦しめていますよね。

岩波　ヤマザキさんの子供のころを描いた作品を読ませてもらいました。『ルミとマヤとその周辺』（講談社）を読むと、子供時代には結構危ないことをされていたんですね。

ヤマザキ　もちろん、してました。川に流されてみるとか。あと、夜中に、行っちゃいけない学区外のところに自転車で行ってみるとか。「行くな」と言われたらそこに行くのが私のルールでした（笑）。

岩波　すごく活動的だったんですね。

ヤマザキ　じっとしていられない。常に何か考えて、ワクワクしていないと、収まらない。それで、みんなに呆れられてましたけれども。小学校のころは、「馬子（うまこ）」って呼ばれていました。馬のように鼻息が荒く、走らなくていいところで走るからだそうです。

岩波　相当に目立ってた感じですね。

ヤマザキ　私は親も変わってましたから。いっさい周りとの同調を強制してくることがなかった。でもそれを周りも認めていたし、それが理由で疎外されたり排除されたりすることもなく、楽しくやってました。クラスに外国人の生徒が一人いるみたいな感じだったんじゃないでしょうかね。日本人の顔で日本語を喋っているけど、何かが根本的に違う人、という扱いです。

変わっている家だということを知っていながら、母も私も屹然《きつぜん》としていたんですよ。オドオドしていなかったというか、開き直っていたというか。後ろめたさも躊躇《ちゅうちょ》もゼロだから、逆にいじめの対象にならなかったんだと思うんです。

岩波　ちょっと変わっていると、すぐにいじめられたりとか、仲間外れにされたりしがちです。以前よりホントに多くなりましたね。

ヤマザキ　自分とは違ったものを持っている人と比較し、そこからねたみとか、やっかみとか、羨ましさといった嫌な気持ちを抱いて落ち着かなくなってしまう。でも対象をつぶすことで、自分を落ち着かせるという傾向が昔より確かに顕著だと感じます。

日本のもったいない力

岩波　お母様のことを書いたエッセイ『ヴィオラ母さん　私を育てた破天荒な母・リョウコ』（文藝春秋）を読ませていただいたんですが、私も藤沢市の出身なので興味深かったです。

ヤマザキ　母が言うには、明治生まれの祖父は銀行に勤めていて、大正から昭和にかけてアメリカに長くいたこともあり、すごく外国ナイズされていたんですね。その祖父がまず、日本の足並みにそろえなくていいということを考えていた人だった。それが母にも影響を及ぼし、母は音楽家になった。私に対して「絵をやりたいっていうんだったら日本にいちゃダメだわ」と提案するような人ですから、それはやっぱり祖父の影響かなって思うんです。「普通」とはかけ離れていましたが、あえて「普通」に訂正しなくてもいいんだなというのを祖父や母の生き方を通じて感じていました。

岩波　あの時代に外国にずいぶんと行かれていた人なので、ホントに、そこは突出されていたんでしょうね。

ヤマザキ　祖父は移民国家のアメリカにいて、多様な人たちとの接触というのが、ものすごく面白かったんだと思うんですよ。さまざまな栄養素を取り込むことができる。アレがなくなったから死んじゃうじゃなくて、米がなかったらパスタでもいいじゃん、みたいな多様な文化によって育まれた臨機応変性が祖父にはあったという気がします。

岩波　ヤマザキさん、パスタはもう飽きたということを、どこかでおっしゃっていましたね。

ヤマザキ　貧乏学生の時代からコストのかからないパスタを食べすぎてきたので、もう、いらないと思ったんです。でも、コロナ禍で2年ほどイタリアに帰っていなくて、そしたら急にパスタが恋しくなりました。天邪鬼ですけど。

岩波　ドイツにいたときに、誰かが持っていたパスタに混ぜるいろいろなソース、明太子ソースとかあると思いますが、すごく美味しかった記憶があります。

ヤマザキ　私もイタリアに持っていってました。日本から買ってきたたらこソースを和えたパスタをイタリア人家族に「ちょっと、食べてみてよ、コレ」と勧めたときも、みんな最初は半信半疑なんですが、食べているうちに「そこそこ美味しいね」なんて言ってました。「パスタとは言えないが、これはこれで美味しい。日本人のアイデアは面白い」と。

日本は自国民族の在り方や社会に対してこれだけ保守的なのに、外国の文化を取り入れることには積極的ですし、時には外国以上にすぐれたものにしてしまう。この力を別のところにも発揮できないかと、もったいないと思います。

岩波　オリンピックがあって、日本のコンビニが海外の人たちに称賛されていました。あんなにすごいコンビニは、外国には全然ないですよね。

ヤマザキ　イタリアでやる世界ピザ職人コンクールでは日本人が何度も優勝しています。トイレにしたって、私たちが子供のときなんてまだ和式便所だった。ふたを開けると、下が暗黒世界になっていて怖い。それが、自動洗浄機付きのハイテク便器になってしまった。音は鳴るし、ふたは自動で開くし、乾かしてくれるし、みたいな感じじゃないですか。外国人がみな驚くわけです。新幹線だって外国から導入した蒸気機関車を進化させたものですからね。日本人の勤勉さというか、職人的な好奇心というのは、非常に特化しています。

岩波　ドイツの外国向けの本が置いてある書店も、日本のコミックばかりでした。ホントに評価されているんだな、という感じがしました。

そういった能力やエネルギーは、実は多くの日本人が持っています。でも、それを活かしきれていないという気がします。

ヤマザキ　漫画家の中には、先生がおっしゃるようなＡＤＨＤ系の人たちが非常に多いんです。社会的な仕事に従事できなくて絵を描いてばかりいる人たちが多い。そういう人たちが、フランスなどに影響を及ぼしているわけです。フランスでは数年前に漫画が、絵画、彫刻、映像、音楽などと並んで「第九番の芸術」として認定されました。でも日本では、漫画は絵画や彫刻のような文化ではなく、どちらかといえば流行性の消耗品として扱われている感じがしますけどね。

日本がせっかく持っている特化した想像力や適応力をもっと活かせるようにするには、教育の段階でどんどん面白い発想や考えを表に出せるきっかけを作っていくことなんじゃないでしょうか。それにはまず、意見の言語化、要するに修辞法を子供のときから習得させていくべきかとも思います。喋らなくてもいいという部分も、もちろんあります。だけど、外国へ行き、違った考え方を持っている人たちと接触するときには、黙っていてもわかってもらえるということはあり得ません。何度も言っていますが、今の日本はもう江戸時代ではない。中途半端に西洋の社会構造を導入してしまっている。つまり個人主義的な社会を半ば認めたことになっているわけです。だとすると、やはり思考の言語化や批判の精神を端折るわけにはいかなくなるでしょう。

息子が通っていたポルトガルの小学校でも、自分で思ったことを先生の前で喋る。みんなの前で喋る。そして、「それに対して意見がある人」「ハイ」という意見交換があって、それでまた喋り合う。それは、けんかではなく、討論でもない。なぜ、そうなのかということを、お互いに分析し合うというやり方が当たり前に授業に導入されている。

「なんか、全然、考えてることが違うな」とか「空気読めてない人がいるけど、それはそれで面白いかもしれない」というような判断力が身につくでしょうし、あらゆる考え方を理解しようとする試みの枠も広がります。理解できる場をもっといっぱい作る。すると、日本も違ってくるのかなって思いますけどね。

教育ということ

岩波 日本の場合、議論が勝ち負けになってけんかになるか、もう何も喋らないとなるか、みたいなところがありますね。

ヤマザキ 今の日本は、社会性が優先なのか、家族が優先なのか、それすら曖昧になっていますよね。それがいじめや疎外といった社会問題の元凶となっている齟齬《そご》の部分だと思います。昔は、もっと、わかりやすかった。家族も大事だけど、何より社会に従事し、調和を保って生きていくことがいちばんだという思想が社会に反映されていた。だから幼いのに丁稚奉公に出され、家族よりも社会従事に比重を置いた生き方を身につけていく。それが、なんだか中途半端にキリスト教的になっちゃっている。子供は愛情深く育ててあげて、家族至上主義的な表向きで接する。と同時に一生懸命勉強させていい学校に入れるお受験とが混ざっちゃって、なんだか、わけのわからないことになってる。学校でいじめられた子供が味方であるはずの親にすがれば、「なんでいじめられるようなことをしたのよ」と社会性優先の見方で突っぱねられてしまう。

曖昧な部分を認識できていればいいだけだと思うんですよ。いじめを吐露した子供には「あなたは間違っていないけど、社会ではそうはいかないから仕方がない」というようなスタンスをとるとか、現代の日本が抱える不条理を子供と一緒に言語で認識するのは大切だと思います。

岩波　教育の問題は本当に大きいですね。僕が時々申し上げているのは、小学校くらいの教育をもっと充実させる必要がある、そのためにはまずクラスの人数を少なくしたほうがいいんじゃないかということです。現状では教師が耐えられないというか、把握できない状況が続いているんですね。

ヤマザキ　教師も、やっぱり責任を持ちたくないとかね。昔は、横柄で変な先生がいっぱいいたじゃないですか。だけど、私たちは、「先生って、所詮、そんなもんだ」と思ってましたよ。先生っていうからエラいとかじゃなくて、みんな、「この人たちは、人間としての欠陥もあるけど、自分が習ってきたことを人に教える人たちなんだ」って、わきまえて思ってた。嫌だろうとなんだろうと共生していかねばならんのだと腹を括ってました。

ところが今は、まず子供の親が、先生たちに対して、完璧な、こうじゃなきゃいけないというものを求めすぎている。先生というのはそういう意味でも、大人社会の実態を子供にみせる存在だったとも思うのですが、あまりにみなが均一化して、当たり障りのない様子になってしまうと、いざ子供たちが社会に出たとき、とんでもない人に会うと戸惑ってしまうようになる。予定調和というのは危険な概念だなと思います。負ととらえられる実態を避けて通り過ぎるのは、刃物で指を切れば血が出るというのを教え込まないくらい、危ないことだと思います。

岩波　危ないこと、おかしなことが起こらないようにする。起こったとしても、まあ、隠してしまえばいい、みたいな傾向がどうしても強いですね。

ヤマザキ　この世には、価値観が違う社会や世界が、たくさんあるということを知るきっかけを持たせることが教育には必要不可欠だと思います。世界はここだけじゃない、ということこそ教育で子供たちに教えてもらいたいことだと思うのですけどね。

たとえば、もしかしたら、あなたの才能は違う国ですごく役に立つかもしれないと伝えるとか。私も進路指導の先生に「絵画なんて食っていけないことは趣味にしろ」と言われたのに、海外に行ったとたんに「ああ、それは苦労すると思うけど、その道を選択したのは偉いね、がんばってね、応援するよ」という言われ方になる。

あとは想像力の訓練ですよね、やっぱり。想像力を枯渇させないためにも、想像力を稼働させるチャンスを、どんどんもたらさなくてはいけないということがあると思います。

今私がやっている新聞の人生相談でも、最終的に提案できることは、できる限り違うところに行ってみてください、自分の物差しが使えない場所へ行ってみてください、ということに限るんです。それができないんだったら、たとえば、戦前の映画とか終戦直後の映画とかを見るでもよいかと思います。たった何十年前でも戦前と戦後、または戦後から現代でも考えていることが全然、私たちと違う。大変面白いですし、戦前の人たちの考え方も戦後の人たちの考え方も理解できないとかじゃないということに気がついてくる。価値観の流動性を知るよいきっかけになります。視野をとにかく狭窄的にさせないで、何かスキルがあれば、それを、どんどん活かせるようなきっかけを、社会に頼らず親の判断で与えてあげるのも大事だと思いますね。

特性と行政

岩波　親とか家族の協力も大事なんですが、なかなかうまくいかないんだろうけど、行政の協力も必要であると思うんです。台湾のオードリー・タンさんも、何度も転校して苦労していたらしいんですけど、そういう子供たちの才能を救ってあげる仕組みですね。特別クラスを作ると、かえっていじめられてしまうかもしれないし、実際にどうしたらいいかは難しいんですけど。

　特別なサポートというんでしょうか、相談相手でもいいと思うんです。子供たちの才能を伸ばすシステムですね。小中学校あたりで画一的な教育をして、それでよしとするんではなくて、その子のポジティブなところを伸ばしてあげるというような教育のシステムを作ってほしいという気がします。イスラエルを例にあげるまでもなく、最終的には国や社会のためにもなると思う。

ヤマザキ　この間、東大のプロジェクトで、そういう子供たちが集まるオンライン講座というのに出ました。知能的に早熟すぎてそれで疎外されている子供たちというのが結構いるんですね。そんな子供たちが集まっているのをサポートしている先生がいましてて、その先生の依頼で1時間ほど自分の話をさせていただきました。

先生は、その子供たちが、もしかしたら、今後の日本を支えていく何かになるかもしれないということを念頭に置いて、やられているみたいです。そういう活動があるというのが新鮮でした。

岩波　詳しくはないんですが、研究ベース、研究室単位で、そういう試みをやってるケースがいくつかあると思うんですね。ただ、先生、研究者といった個人の努力だけだと、どうしても限界があります。予算の問題もあるし、継続性もない。国家として、イスラエルみたいにやれとは言わないですが、半官半民でもいいと思うんだけれども、何かシステムを作って定着させていくことが重要です。それが将来、本人たちも含めて、社会の進歩に貢献すると思うんですね。

ヤマザキ　今、いくつかの大学には漫画学部っていうのがあったりするんですけど、漫画学部に入ったからって漫画家になれるかっていうと、そうはいかない。美大でも音大でも、専門教育機関に入ったから結果が出せるかというともちろんそんな保証はない。

とにかく表現者が力を発揮できるかどうかは技術的な訓練以外に、やはり感性をどれだけ活かせるか、どんな精神的体験を経てきたかということなんだと思います。傷つくとわかっていても冒険をした人ほど、自己治癒力の強さが身につくはずなんです。その治癒力が、創作だったりとか研究だったりということになるのかなと思うんです。今の世の中はゴッホの時代と違ってそれほど苦労しなくても、表層的に人を感動させる作品も作れるかもしれませんし、それはそれでいいんですけど、でも傷を埋めるために創られるアナログで土着的な表現も人類が存在し続ける限りそのニーズは残っていくでしょう。

いろんな意味で、もっと、甘やかしすぎないような社会になってほしいと思いますね。

結構、人間って、頑丈にできてますから。先日、敗戦したあと、マッカーサーが来るまでの2週間の間に日本人が何をやったかっていうテレビ番組に出たんです。あの2週間っていうのは無法状態なんですよ。リーダーもいなければ、政府も守ってくれない。敗戦したことでみな傷ついているんだけど、悲観に明け暮れていても埒《らち》が明かないから、みな急に立ち上がって、一つ何かやってみるかということになる。これからマッカーサー元帥が来てアメリカの占領下に置かれる。だったら、ちょっとくらい英語ができなきゃいけないと言って、簡易英会話の冊子を作った人がいた。スペルと発音を書いてホチキスで綴じただけのその冊子が360万部売れたんです。あと、これからはアメリカ人が、自分たちが負かした国をどんどん見に来る。じゃあ、そこから金をせしめてやろう、観光大国・立国にしてやろうって焚きつけた商人がいたりとか。面白いですね。

その番組内で『サザエさん』の長谷川町子さんの話をしたんですが、彼女のすごいところは終戦直後にすぐさまギャグ漫画を描き始めるわけです。悲惨な状況をシャレに変えて、苦悩を笑いでやり抜いていこうというエネルギーを稼働させている。

日本人、すごいなと思いました。誰かが何か言ってくれるのを待たずとも、自分たちでうまく生き延びていく術をそのときになれば発揮するのだから。漫画や映画で笑いを取り込むゆとりを稼働させることまでできている。

岩波　ヤマザキさんのお話を聞いていて、行政の役割が重要であると先ほど言ったんですが、実は行政はダメなのかなあと感じてきました。民間の誰かがしっかり考えてシステムを作り、あとで行政がそれを支援する、みたいな形しかないのかもしれませんね。

ヤマザキ　そうですね、今お話しした終戦後の空白の2週間を踏まえても、そういうのも日本に合っているのかもしれない。町人文化が花開いた時期もあるくらいですから。

岩波　行政がきっちり決めてうまくやったというのは、歴史的にも少ないかもしれません。

ヤマザキ　どうしても行政は安定した群衆組織を整えなくてはって考えるから。はみ出しちゃ困るって思うところがあるんですよね。でもそうすると、せっかく国や国民を豊かにするきっかけを棒に振ってしまいかねないことにもなります。

岩波 新型コロナの問題にしても、むしろ民間が勝手にやっていて、それでなんとか病院も運営されているというのが本当のところですね。行政のやれることはいくらでもあるのに、手をつけないし、時間がかかるというところばかり見えてしまっています。

差別と共生

ヤマザキ 差別についてですが、正直な私の考えを言わせてもらいますと、この比較意識を人間から排除するのは紀元前からの歴史をたどってみても、不可能なのではないかと感じています。全員ガンジーにでもならない限りは不可能です。差別は人間という生態にとって、本能レベルのものなのではないかと。

ただ、差別があっても、差別を負としてとらえるのではなく、「差異」という理解でとらえて共生していける成熟性があればいいのかなと思うんですね。どちらがすぐれているとか劣っているではなく、人類が特化したスペシャル生物だという傲《おご》りを取り去ってしまえば、差別は「差異」になるでしょう。

ローマ時代だってそうですよ。あの時代は奴隷制が当たり前の社会ですが、たとえば知的労働を担う知能奴隷は、みんな、ギリシャ人なんですね。医者や教員はギリシャ人で、彼らは彼らでローマ人たちから敬われていたわけです。奴隷という体ではあるけれども、リスペクトはあった。自分たちにはないものを持っている人として敬われていた。

差別という括りはすぐに払拭はできなくても、自分とは違う人に対しても素直な敬いを抱き、共生ができればいいのかなと思うのです。海の中の魚たちも樹木に集まる昆虫たちも多種多様ですがみなお互いあれだけ様子が違うのに共生していますからね。ああいうのがなぜできないかと思うんですよ。

岩波　現状、心配な点は、差別というか、批判とかバッシングを、生きがいというか快楽にする、そういう傾向が特にＳＮＳで強くなっているところです。やはり、ちょっとよくない感じがします。

ヤマザキ　でもまあ、海の中の魚たちの共生みたいな生き方は人間には当面難しいかもしれませんね。生贄を求めているような社会がどこで何をきっかけに変革していくのか、それにはやはり人間の精神の勤勉さが問われるでしょう。

岩波　高校生くらいの患者さんと話していると、マウントとかカーストという言葉がよく出てくるんです。「僕はカーストの下のほうだから」とかね。そういうのが、中高生あたりでは定着しちゃっているみたいですね。

ヤマザキ　まずみんな自分たちを特別だと思いたがりすぎているんじゃないですか。俯瞰でみれば人間だって地球に住まう一介の生物でしかありません。生まれてきた最初から最後まで勝ち負けなんかない。生まれてきたら死ぬまで生きればいいだけの話なのに。やたらと生きる意味とかを求めすぎるから厄介なことになる。生きる意味とは生きることでしかないと思うのですけどね。

岩波　なんというのか、彼らは、見た目とか、勉強とか、スポーツとか、あるいは家柄とか、そういった理由、それだけで自分は下位の存在だ、最初から負け組だ、みたいな認識をしてしまっている。

ヤマザキ　生まれてきたからには、何かやらなきゃいけない。結果を残さなきゃいけない。親を喜ばせなきゃいけない。理想通りの何かにならなきゃって、それが全部、負荷になっている。ああ、ダメだ、自分が求めてるようなオレになれていないとかね。そうすると負け組とか、カーストが下だとかいうことになる。

岩波　そういう子供が、学校に行けなくなってしまい、引きこもりになってしまうみたいなパターンは結構多いですね。

ヤマザキ　自分で自分を陥れているところもありますね。あまり、そんなことを考えないでいてほしいですね。光合成をするじゃないけど、ただ明るく、植物のように、今日は天気がいいなと思ったら光をたくさん浴びて明るく生きる。それだけで幸せじゃないですか。なのに、幸せにもあれこれ面倒な条件を盛り込んで、人間って本当に面倒くさいですね。

歴史を学習すると面白いのは、人間っていうのはこういう生き物だということを分析している図鑑を見ているような気分になるところです。ああ、サメは歯がダメになってもどんどん新しいのが生えてくるんだなあ、とか、カマキリの雌は気に入らない雄を食べるんだなとか、そういう観点で人間をとらえれば、何があっても別に驚かないですよ。そういうところでも、教養というのはやっぱりサポートされるべきものです。

ダ・ヴィンチやジョブズを知ることも、過去のADHDの人たちのことも、過去に存在していた、厄介かつ天才と後に呼ばれるようになる人間の生態も、知れば知るほど、人間の基準なんてのは本当にアテにならないんだな、というとらえ方もできるようになりますからね。物差しの基準は本当に多種多様だけど、その多様な目盛りの読み方をみなが身につけていけたら面白い社会が出来上がるはずなんですけどね。

岩波　ホントにその通りだと思います。

著者略歴

岩波 明（いわなみ・あきら）

昭和大学医学部精神医学講座主任教授（医学博士）。1959年、神奈川県生まれ。東京大学医学部卒業後、都立松沢病院、東京大学医学部精神医学教室助教授、埼玉医科大学准教授などを経て、2012年より現職。2015年より昭和大学附属烏山病院長を兼任、発達障害専門外来を担当。精神疾患の認知機能障害、発達障害の臨床研究などを主な研究分野としている。著書に『発達障害』（文春新書）、『精神鑑定はなぜ間違えるのか?』（光文社新書）等がある。

SB新書　560

発達障害《はったつしょうがい》という才能《さいのう》

2021年11月15日　初版第1刷発行

著　者　岩波《いわなみ》 明《あきら》

発行者　小川 淳

発行所　SBクリエイティブ株式会社
〒106-0032　東京都港区六本木2-4-5
電話：03-5549-1201（営業部）

装　幀　長坂勇司（nagasaka design）

本文デザイン・DTP　株式会社三協美術

編集協力　尾崎克之

印刷・製本　大日本印刷株式会社

本書をお読みになったご意見・ご感想を下記URL、
または左記QRコードよりお寄せください。

https://isbn2.sbcr.jp/07036/

落丁本、乱丁本は小社営業部にてお取り替えいたします。定価はカバーに記載されております。本書の内容に関するご質問等は、小社学芸書籍編集部まで必ず書面にてご連絡いただきますようお願いいたします。

ISBN 978-4-8156-0703-6